Baby

インドの代理母たち

Makers

ギーター・アラヴァムダン 著
鳥居 千代香 訳

柘植書房新社

Baby Makers
by Gita Aravamudan

First published in 2014 by HarperCollins *Publishers* India

Japanese translation published in 2018
by Tsugeshobo Shinsha Publishers, Tokyo
by arrangement with HarperCollins *Publishers* India
through Prof. Dr. Chiyoka Torii

インドの代理母たち◆目次

インド全図

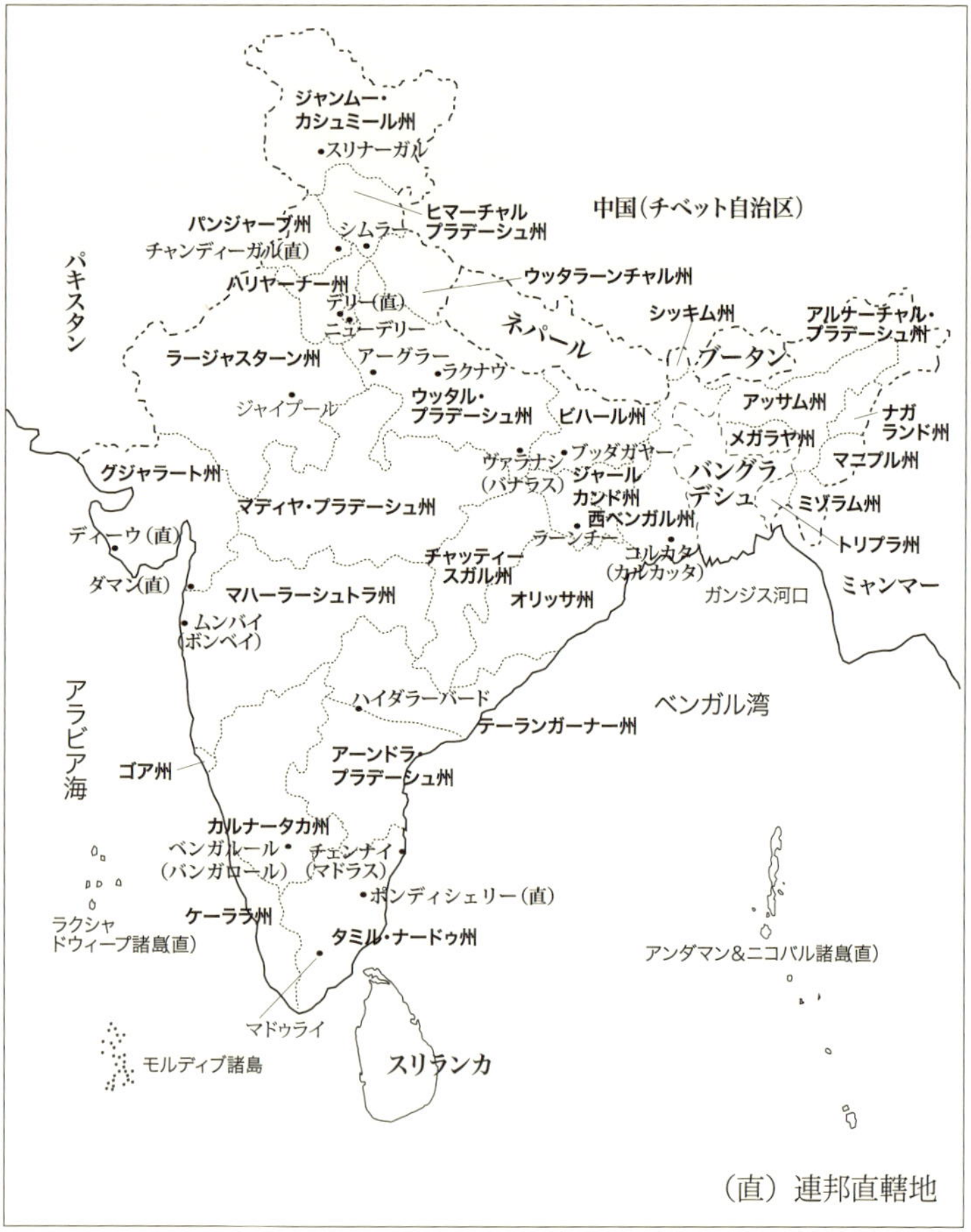

ジャンムー・カシュミール州
スリナーガル
ヒマーチャル・プラデーシュ州
中国（チベット自治区）
パンジャーブ州
シムラー
チャンディーガル(直)
パキスタン
ハリヤーナー州
デリー(直)
ニューデリー
ウッタラーンチャル州
ネパール
シッキム州
ブータン
アルナーチャル・プラデーシュ州
ラージャスターン州
アーグラー
ラクナウ
ジャイプール
ウッタル・プラデーシュ州
ビハール州
アッサム州
ナガランド州
メガラヤ州
ヴァラナシ（バナラス）
ブッダガヤー
グジャラート州
ジャールカンド州
バングラデシュ
マニプル州
マディヤ・プラデーシュ州
ミゾラム州
西ベンガル州
ディーウ(直)
ラーンチー
トリプラ州
チャッティースガル州
コルカタ（カルカッタ）
ダマン(直)
マハーラーシュトラ州
オリッサ州
ガンジス河口
ミャンマー
ムンバイ（ボンベイ）
アラビア海
ハイダラーバード
ベンガル湾
テーランガーナー州
アーンドラ・プラデーシュ州
ゴア州
カルナータカ州
ベンガルール（バンガロール）
チェンナイ（マドラス）
ポンディシェリー(直)
ケーララ州
ラクシャドウィープ諸島(直)
タミル・ナードゥ州
アンダマン＆ニコバル諸島(直)
マドゥライ
モルディブ諸島
スリランカ
（直）連邦直轄地

序文

母であることは、想像力をかきたてる力強い何度も言い古され、習得させられた言葉で、太古から定められている、定められてきた状態のことである。

女性、子宮、母親……生命の創造、維持、養育、こうした言葉を私たちは頭では、同じ意味だと考える。しかし、「母親」であることは必ず、子どもを妊娠し、身ごもって、生み、育てるといった全部の行為をいうのだろうか。

女性の子宮が取り除かれたらどうなのだろうか。妊娠できないとどうなのだろうか。子どもを生めない場合はどうなのだろうか。

彼女は女性として劣るのだろうか。それとも養育者として劣るのだろうか。あるいは事実、母親として劣るのだろうか。

私たちは自然だと考える多くのことに疑問を持つ時代に生きている。今日、他の女性の子宮で成長させられ、第三者によってお乳を与えられ育てられる生命を女性は生み出すことができる。そのことで生物学的母親が創造した子どもの母親でなくなるのだろうか。子宮を貸す女性はどうなのだろうか。出産してしまうと彼女は母親でなくなるのだろうか。赤ちゃんと生物学的結びつきはないが、養育者である第三者をどのように説明するのだろうか。こうした三人の女性のうち誰が本当の母親なのだろうか。

母親とはだれなのか。なぜ母親と言われるのか。父親は子どもの母親になれないのだろうか。胎児には母親を追跡できる遺伝子情報がなければならないのだろうか。

私たちは、常識に反するこうした疑問を問うてみる必要がある。というのも、赤ちゃんが男女の単なる生殖行為の産物である必要がない世界、代理母が生命の創造、維持、養育にとても重要な役割を果たすことのできる以前とは異なる世界に暮らしているからである。

科学的進歩がこの分野で多くの変化と共同作業を生み出している。今日、Eメールで注文しシャーレ（訳注　ペトリ皿　ふた付きの透明なガラス製の円くて底の浅い皿。微生物培養などに用いる）の中で冷凍保存された遺伝物質から赤ちゃんが作り出され、妊娠の容器にすぎないと考えられている子宮で育てることができる。現代では人の卵子が他の商品と同じように扱われている。繁殖力のある女性は卵子を売り、不妊の女性はそれを買って、遺伝学的につながりを持たない赤ちゃんをつくる。

匿名の人の卵子と精子でつくられた受精卵が代理母の子宮で胎芽《たいが》（訳注　人間は受胎後八週〔二ケ月〕未満のものをいう。それ以後を「胎児」という）になり、育まれた人間は、遺伝学的な履歴を知ることは決してない。

このような勇敢な千変万化の世界に生き残るために、母であることについての私たちの今までの考えを定義し直す必要がある。

第1章　はじまり

二〇一一年十二月　アメリカ　ニュージャージー州

デニスとインドに行って代理母を雇おうとキャシーが決めたのは寒い、雪が多く降った日だった。家の外の凍るような寒さがこの決心と関係があったのかもしれない。おそらく後戻りできないところに達していたのかもしれない。窓辺に立って外の雪を見つめていたとき、急に思い立った。バッグに荷物を詰めこみインドに行く準備をしなければならなかった。

数ヶ月前、恐れていた子どもを産めないという決定的な言葉を言われた。三年以上、不妊治療を受けていた。流産も四回していた。それでも、いつも希望を失っていなかった。何かがうまくいくという気持ちがあった。何か奇跡が起こるかも知れないという期待感があった。

あの言葉を聞くまではそうだった。その日、医者から思ってもみなかったことを言われた。「キャシー、もう代理母を雇うしかありません」

彼女がとっさに答えたのは「いいえ！」だった。

赤ちゃんは自分が生む子でなければならなかった。夫のデニスにはすでに最初の結婚で生まれた十八歳の娘がいた。赤ちゃんは彼にはそんなに重要ではなかった。しかし、キャシーは自分の子どもを欲しがっていた。自分のお腹を痛めた子が欲しかった。

キャシーは落胆していた。デニスは彼女を慰められなかった。「キャシー、医者が薦める代理母ではどうしてだめなんだい」とデニスは何度も聞いた。「それしか方法がないなら、試してみたらどうなんだい」

「理由は」とキャシーは答えた。「何といっても、私たちに経済的な余裕がないからなの。無駄な不妊治療にたくさんお金を使ってしまったわ。それに、自分の赤ちゃんが知らない女の人の子宮で大きくなると考えただけでも嫌だわ。結局はそれにも慣れていくのかもしれない。でも代理母を雇うお金をどこで工面するの？　それに、信用できる代理母をどこで見つけるの？　ねえ、私たちはニュージャージーで暮らしているのよ」

二人には子どもを身ごもってもらう代理母を雇わなければならなくなれば、ニュージャージー州は選択肢に入らないのがわかっていた。二十五年くらい前にニュージャージー州でベビーM事件*が起こり、その影響をまだ感じていた。ニュージャージー州で代理母の契約は混乱していたし、さらに重要なことだが、契約できなかった。

＊訳注　ベビーM事件とは、一九八五年にスターン夫婦とホワイトヘッドが代理出産契約を結ぶ。夫人は持病から妊娠・出産に危険が伴うことが理由であった。依頼人の精子を代理母の子宮に注入する人工授精型代理出産で八六年に妊娠、のちにマスコミから「ベビーM」と呼ばれる女児を出産したが〈生まれてくる子は代理母と遺伝的つながりを持つ〉、報酬を受け取らず、引き渡しを拒み、逃亡。スターン夫妻は女児の引き渡しを求め裁判を起こす。代理母は代理契約自体の無効を訴えた。八六年州高等裁判所は、代理母契約は有効であり、代理母ホワイトヘッドに親権も養育権も認めない判決を下した。

八八年にはニュージャージー州の最高裁判所は、代理母契約は金銭による養子縁組、乳幼児売買を禁止した州法に反し、無効とする判決を下したが、子どもの父親はスターン、母親はホワイトヘッドだと認めた。依頼主とベビーMとの養子縁組は無効となったが、経済的に安定している父親に養育権（親権）が与えられ、ホワイトヘッドには訪問権が認められた。第2章「アメリカでの代理母の先駆者たち」の「エピソード1」参照。

数週間後、キャシーは少し落ち着きを取り戻し、どんな選択肢が残されているのかインターネットでくまなく探し始めた。カリフォルニア州の法律はわかりやすく、代理母も簡単に見つかりそうだったが、費用の面で彼らの財力では無理だった。チェコ共和国（訳注　一九九三年にスロバキアと分離独立。首都プラハ）のような東ヨーロッパの国々や、インドやタイといったアジアの国々では、代理母が法律で認可されていて、ずっと手ごろな価格だった。

しかし一度もニュージャージー州を離れたことがない女性には、どんな国も疎遠に感じられた。

結局、インドが選択肢に残った。医療施設がりっぱだった。生殖ツーリズム（訳注　第4章「だれの赤ちゃん？」の中の「生殖ツーリズム」参照）が盛んだった。代理母になるのを禁止する法律がなかったし、代価を得る目的で子宮を貸したがっている貧しい女性が多くいた。一番重大なことだが、インド人の多くが英語を話し*、インド人の医者、代理人、弁護士と交渉するのが簡単だった。代理母はおそらく英語を話せないだろうが、それは重要でなかった。むしろ、話せなくてかえって都合がよいかもしれない。

＊訳注　インドは二〇一四年創設のテーランガーナー州を含め現在二十九の州と六つの連邦直轄領＋首都ニューデリーのあるデリー首都圏から成る連邦国家で、インドには単一の「インド語」が存在しない。公用語としては、連邦公用語であるヒンディー語がある。また憲法で公的に認定されている言語がヒンディー語を含めて現在、二十二ある。英語は準公用語のような役割で、言語の異なる人々や都市に住む人たちのコミュニケーションの手段となっている。本書にはさまざまな言語を話す人たちが出てくる。

キャシーはインドで代理母を雇った経験がある夫妻が詳しく書いているブログを十分に調べ始めた。

そのようなとき、メーベルがオープラ・ウィンフリー＊のビデオ録画に連れていってくれた。メーベルとキャシーは学生時代からの親友だった。メーベルはとても若い年齢でキャシーの兄ケントと結婚し、成人した三人の子どもがいた。キャシーは一人の男性との恋愛が終われば別の男性と漫然とつきあいをしていたが、三十代の終わりにデニスに出会った。生まれて初めて一人の男性と結婚して落ち着き、自分の子どもがほしいと思った。しかし、遅すぎたようだ。

＊訳注　〔一九五四年～　〕米国の黒人テレビタレント・女優。八十年代から昼のトーク番組「オープラ・ウィンフリー・ショー」の司会者として人気をよぶ。映画『カラー・パープル』〔一九八五年〕などで女優としても活躍。

キャシーはため息をつき、窓辺を離れた。オープラのビデオを取って、何度目になるかわからなかったが、もう一度見てみようと古い快適なソファーに座った。

二〇〇七年という年だった。オープラはロサンゼルス出身の顔立ちのよい白人夫妻であるジェニファーとケンダルと話していた。赤毛のジェニファーは精神的ショックを経験し、涙をふきながら話をしていた。

「子どものときに一生懸命努力すれば、何でも望みがかなうといつも言われて育ちました」と彼女は言った。「それなのに、どんなに努力しても子どもが授からないのがわかりました。不妊がどんなに残酷で、辛いことなのか、経験していない人にはわかってもらえません。最悪の失敗でした」

キャシーは目の涙をふいた。ジェニファーはとても健康で若々しく、髪にも光沢があった。キャシーもデニスと結婚したとき、そして、まだ不妊治療を始める前は、ジェニファーと同じだった。今、身体はふくれ、かつてのブロンドのふさふさしていた髪のつやもなくなり、髪の毛が薄くなり始めていた。しかし、ジェニファーのように子どもを持とうと決心した。

ジェニファーと違ってキャシーは妊娠をした。一度ならず四度までも。しかし出産予定日まで子どもを身ごもっていることができず流産してしまったのだ。

探していた画面のところまでリモコンボタンで巻き戻した。「私たちは貯金を全部使ってしまっていました」とジェニファーは話していた。「最後のチャンスだったのです。私たちはインドに行き、子どもを妊娠してくれる代理母を見つけようと決心しました」

そう。今、キャシーたちにとってもただ一つの選択肢しか残されていなかった。蓄えが全部なくなってしまう前に、すぐに行動に移す必要があった。二人は若くなかった。キャシーは四十二歳。デニスは五十が近かった。もうぐずぐずと待っていられなかった。

ジェニファーは「オープラ・ウィンフリー・ショー」担当の記者リサ・リングとがたがた音を立てて走るオート・リクシャー（訳注　〔インド〕原動付き軽三輪車。インド中で見られ、タクシーより低料金）に乗っていた。彼女たちはグジャラート州（訳注　インド西部の州）アーナンド県（訳注　人口約二〇〇万のグジャラート州では小さい県）の人里離れた小さな町アーナンド（訳注　後出）にいた。ジェニファーは体外受精*を受けるため、夫のケンダルと三週間過ごした場所にリサを案内していた。「アカンクシャ不妊治療クリニック」ではナヤナ・パテル医師と話していた。周りに外科用のマスクで顔を半分おおった代理母たちの姿があった。「私には一番大切な人たちなのです」と医者はそばにいた代理母たちの手をとってほほえんでいた。「この代理母は子どもを望む人たちには神様みたいな存在です。代理母がいなければ、赤ちゃんをいくら望んでも授かれないのですから」

＊訳注　in vitro fertilization：ＩＶＦ（体外に取り出した卵子と精子を人工的に受精させ胚分裂させてから子宮へ戻す技術）。

キャシーは巻き戻しボタンを押し、リサとジェニファーがグジャラート州の州都アーマダーバードで宿泊していたホテルの窓から外を見ている場面で一時停止した。「確かにカリフォルニアのロングビーチ（訳注　ロサンゼルス近郊の都市。有名な海水浴場・行楽地・海軍基地がある）とは違うわね」とリサはカーテンをあけ、近くの安アパートを見下ろしながら言った。「これは何億もの人たちが極貧の生活をしている国だわ」

キャシーは一瞬、突然の恐怖を感じた。リサの言葉がぼんやりとした記憶として残った。「子どもを授かるために、赤の他人を雇った。ジェニファーたちが何を考えているのかよくわからない。こんな発展途上国に行くことになったその理由が知りたい。どこもかしこもごったがえしで、道には雌牛がいる」

自分は、一体、上手くやっていけるのだろうか。ニュージャージーの快適な家を離れ、異国の土地に行き、「赤の他人」を雇って子どもを生んでもらうなんてことができるのだろうか。よく考えても全部のことが奇妙に思えた。

ジェニファーもオープラに話していたが、キャシーたちもアメリカで代理母を雇うだけの経済的余裕がなかったし、その上、複雑な法律的問題があった。

キャシーはこの二〜三週間、下調べをしていた。アメリカで代理母を雇うのに八万ドル以上かかるが、インドだと航空運賃を入れても全部で三万ドルもかからなかった。それだけでなく、インドでは赤ちゃんが生まれるとすぐに、その子について全部の権利を放棄するという適切な契約が代理母と結ばれていた。ニュージャージーで代理母を雇おうとすると、たくさんの問題に直面すると直感した。代理母が子どもを手放したくなければ、もっと金を払えと恐喝されることになるかもしれなかった。

ジェニファーとリサがオート・リクシャーに乗ってグジャラート州のアーナンドという町に向かっているビデオの場面になっていた。ジェニファーは夫と滞在したホテルをリサに案内していた。彼女は、夫のケンダルがホテルで精液のサンプルを集め、特別な容器に入れてクリニックまで持っていかなければならなかったとリサに話していた。この場面にきたとき、オープラは視聴者に分割スクリーン（訳注　二つ以上の画像を当時に並べること）を送って、「オート・リクシャーで精液を」とつぶやいた。

インド　バンガロール*（ベンガルール）

＊訳注　インド南部のカルナータカ州の首都。現在はベンガルールと呼ぶ。

ラジャパはオート・リクシャーの運転手に代金を支払うためにシャツのポケットから丸めた紙幣を引っぱり出した。妻のシャラダは道に黙って立って、夫の支払いが終わるのを待っていた。「本当にここが病院なのか」と疑わしく思っているラジャパはテルグ語（訳注　インド南東部、主にアーンドラ・プラデーシュ州で話されるドラビィダ語属の言語）でたずねた。彼は目の前に立っている見映えのしない建物を見た。

バンガロールに初めてやってきた。「気をつけるように」と彼はビジネスパートナーのマニから忠告されていた。「カンナダ語（訳注　インド南西部カルナータカ州周辺のドラヴィダ語族の一つ）を話さないとバンガロールのオート・リクシャーの運転手らは本当におまえをペテンにかけるぞ」

ラジャパは忠告をひどくまじめに受けとめていた。彼は南インドのアーンドラ・プラデーシュ州の都市の一つの巡礼者用の施設で、二つの下宿屋を経営している抜け目のないビジネスマンだった。自分の州の外を多く旅をしたことはなかったが、大都市で悪党にだまされない方法は知っていた。彼と妻はこの二年間、高価な不妊治療を受けにタミル・ナードゥ州チェンナイ（訳注　インド南部タミル・ナードゥ州の州都。旧称マドラス）に定期的に通っていた。

しかし、まったく無駄だった。今度こそ、治療を成功させなければならなかった。何か成果が上がらなければ金を使う余裕はもうなかった。チェンナイの病院の偉い医者からこの病院を薦められたのだった。

「そう、そうだ。病院だ」と運転手はひどくいらいらしてぶっきらぼうに言い返した。運転手はテルグ語を話したが、カンナダ語なまりが強かった。

ラジャパはバンガロールで滞在しているホテルの経営者の紹介で彼を雇った。経営者は目的地に着いたときの支払い額を教えてくれ、運転手にはふっかけないように注意をしてくれた。

「ここだ。見てくれ」と運転手はラジャパから紙の小片を取って、住所を指で突いた。「いいかい。看板と同じ住所だ。ほら見てくれ」と彼は看板を指さした。

運転手はラジャパの手に紙を押し返し、ブツブツ言いながら、オート・リクシャーを発車させた。心配げな中年夫婦に呼びもどされる前に、ガタガタいわせて泥道を走り去った。

ラジャパは妻を見て言った。「ここは間違いなく病院だ。ほら、英語であそこに書いてあるだろ」

シャラダはうなずいた。病院の看板に書かれているカンナダ語はわからなかった。しかし、九年生*までの学歴しかなかったが、運のよいことに英語で書かれた文字は読めた。確かにすばらしい病院には見えなかった。しかし、ここで代理母を雇うようにと偉い医者が薦めてくれたのだから、よい病院に違いなかった。

＊訳注　日本の学制は六・三・三制であるが、インドは五・三・四制。後期中等学校（日本の高校）は九～十二年生（十四～十八歳）。その上が大学であるが、十年生のときに全インドで行われる試験があり、これに受からないとその上にある高等教育、大学に進めない。

「シャラダ、あなたが子どもを妊娠しようともう考えないで」と女医は言っていた。「あなたの子宮は弱すぎるから、健康なすばらしい若い女性を見つけなさい」

夫のラジャパはたるんだ腹の上に黒いズボンを引っ張り上げ、黒く染めたわずかに残っている髪の毛をしかるべき所になでつけた。シャラダは緑がかったオリーブ色のサリーをぐいと持ち上げ、首にしている金のネックレスをそっとパルー（訳注　一枚布でできているサリーの一番端で、肩にかける部分）でおおった。メガネを鼻の上に押し上げ、ブラウン色をした偽物の革のハンドバックを豊満な腕の下にしっかりと引き寄せ、夫を促した。「さあ、中に入りましょう」

部屋には小さな小部屋があり、二人の若い女性がコンピューターの前に座っていた。その前は約五十のイスがある待合所になっていた。たくさんの女性たちが椅子に腰掛けていた。子ども連れの女性たちもいた。おしゃべりをしながら声を上げて笑っている若い女性たちの一団がいた。心配そうな三組の夫婦が片側のすみに腰掛けていた。

「ご用件は？」と若い女性の一人がコンピューターから顔を上げてたずねた。ラジャパは妻を前にそっと押した。「おまえが話せ」とささやいた。「女同士のほうがオープンに話してくれるだろうから」

「私たちはアーンドラ州から来ました」とシャラダはためらいがちに話した。テルグ語と英語が混ざっていた。「主人が二日前に電話をして、どなたかと話したと思います」。シャラダは、すわって書類カバンから紙を取り出そうとしている夫ラジャパに注意を向けた。「主人の名前はラジャパです。私たちは治療のために来ました」

「マリニ」と若い女性が叫んだ。「こちらに来て、この人たちの相談にのってあげて。あなたが話したことがあるにちがいないわ。アドバイスをして、記録を十分に調べ、先生のために全部を準備して。先生が三十分で来られるから」。彼女はカンナダ語で話したが、シャラダは言っていることが少しわかった。

マリニは三十代の元気のよい女性で、カウンセラーとコーディネーターだと自己紹介した。アーンドラ・プラデーシュ州とカルナータカ州の州境のアナンタプラムの出身だったので、テルグ語とカンナダ語が同じように流ちょうに話せた。マリニは二人を小部屋の一つに案内した。

三十分たったときには、マリニは、二人に質問し全部の話を聞き終わっていた。「ご主人、そんなに緊張しないでください」と大きな白いハンカチで黒い額をぬぐっていたラジャパにマリニは言った。「お二人がとても苦労されてこられたのがわかります。私たちがここであなたたちのお世話をさせてもらいます。ご安心ください。赤ちゃんを抱いてここから出ていけますから」

「神のご加護がありますように。その言葉が実現されますように。そうなればお砂糖であなたの口を一杯にしたいです」とシャラダは初めて熱意をこめて言った。「私たちは苦労しました。この十五年間に私たちが訪ねなかった場所は一つもありません。一番よい病院、医者、寺院、教会、聖人をすべて訪ね歩きました。誰かがよいと言えば、何でも試してみました。私はもう信仰心を失いかけています。体もだめになってきています。三度も流産を経験しています。今までの不妊治療で体も弱くなり、疲れがたまっています」

「ですが、私たちは決心したのです」とラジャパが言った。「妻と別れて、子どもをたくさん生んでくれる若い女性と結婚するように家族には勧められます。ですが私たちは結婚してもう二十年以上になります。今さら妻と別れることなどできません。私たちは一緒に生き、一緒に死ぬつもりです。そして神が私たちに子どもを授けたいと願われれば、授けてくださるはずです」

マリニが突然立ち上がった。「彼がこられた」と言った。「お医者さんよ」

振り向くと、医師の服を着た男性が部屋に入ってきた。直ちにざわめいた。おしゃべりをしていたコンピューター係の若い女性たちは急いで仕事に戻った。急いで立ち上がって、医者にナマステ(訳注　合掌して頭を軽く下げるヒンドゥー教徒の挨拶)をする女性たちもいた。

マリニは医療記録を取り上げて、小部屋を出た。ラジャパも後について出て行こうとすると、「そこに座っていてください」とマリニに言われた。「まず先生にファイルをお見せして、あなたがたについてお話しします」

「ここがどんなところかよくわからない」とラジャパは小声で妻にささやいた。「病院のようには見えない」

「私たちは母親を借りにここに来ただけなのですから」と妻が答えた。「まずそういう女性がいるかどうか見てみましょう。そういう女性を見つけなければいけないとチェンナイの病院で言われたでしょう。ここで代理母が見つかれば、アーンドラ・プラデーシュ州まで代理母に来てもらえないから、私たちはバンガロールの大病院で体外受精をしてもらえます。代理母は『代理母の家』にいなければならないでしょうから」

一時間後、彼らはヴァンに乗って「代理母の家」に行く途中だった。「あそこで暮らしている将来の母親に会われると、とても幸せな気持ちになれますよ」とマリニは二人に確約した。「代理母たちはとても幸せです。十分に食べ物を食べさせてもらい、世話を受けます。健康的な食べ物と薬が与えられます。午前中、ヨガのクラスにも出ます。運動もするし、全部の薬が与えられ、時間どおりに注射もうたれます。だから彼女たちは私たちが世話できる『代理母の家』にいてもらっています。彼女たちが自分の家に帰れば、お腹の赤ちゃんに害になるような軽率なことをしてしまうかもしれません。ここの赤ちゃんは、雇われた母親たちにとっても、雇った人たちにとっても大切なのです」

「彼女たちにノンベジタリアン（訳注　非菜食主義者）の食べ物を食べるのですか」とシャラダはたずねた。

マリニは一瞬、話を中断した。

「そうです、そうです」と彼女は自分を取り戻して、話を続けた。「あなたたちにノンベジタリアンの代理母を見つけてあげます。ここに来られるご夫妻はベジタリアンの代理母を好まれる方もいらっしゃいます。私たちのところにはたくさん代理母がいます。ご希望の代理母を見つけられます」

シャラダが弁解がましく言った。「赤ちゃんのために代理母が健康であってほしいと思ってたずねただけなのです」。シャラダが弁解がましく言った。「私たちも一週間に二度ほどノンベジタリアンの食事をしますから」

「奥さん、心配しないでください」とマリニに膝をたたかれたときヴァンが泥道で急にスピードを落とした。「すぐに着きますから。私たちが代理母をどんなに大事にしているかわかります。話しかけて、どんなことでも聞いてください。あなたたちがここの女性を選ぼうと決められると、私たちが代理母をとても大切にしていることがすぐにわかります」

ヴァンが三階建ての建物の前で止まった。シャラダはどこにいるのかわからなかった。建物は遠隔地にある住宅団地のようだった。マリニがヴァンから降りるシャラダを助けた。ラジャパも降りて、道路のシャラダのそばに立った。家の前の小さな歩道にはお腹の大きさがさまざまな妊婦が歩いていた。

シャラダは奇妙に感じた。この女性たちはすぐに妊娠できたようだった。彼女は何年も努力したが妊娠できなかった。なぜ自然はこうも不公平なのだろうか。おそらくこの女性たちは妊娠した赤ちゃんを望んではいなかったが、金のためにこんなことをしているのだろう。シャラダは金で買えるものはすべて持っていたが、赤ちゃんが授からなかった。

マリニにひじをつかまれて、シャラダはとりとめのない妄想から我に返った。「さあ、中に入って、お母さんたちと話してみましょう」

「代理母の家」の訪問が終わり、引き返して医者に会って雇用契約について話し合った。医者はもの静かな男性だった。多くを話さなかった。

しかしそのぶんマリニが話した。「体外受精をどこでしてもらうか決めましたか」とたずねた。

「まだです」とラジャパが答えた。「ごらんのとおりバンガロールをあまり知らないので……」

「私と来て」とマリニが言った。「医者を紹介してあげます。その先生に会えば幸せになります。私たちの医者の同僚で、自分の体外受精研究所とクリニックを立ち上げたばかりです」

ラジャパは戸惑っているようだった。「どう思う?」と妻にたずねた。

「ご主人、会いに行ってみてください」とマリニは言った。「あなた方が失うものは何もありません。気にいらなければ、どこか他にいけばよいことです。クリニックは小さいですが、スタッフがとてもよくて、非常にいい研究所です。いいですか。もしあなたたちがこうした大きな病院にいけば、あなたたちはだまされます。あなたたちにたくさんのお金を請求するのに、成功率さえ教えてくれません。あなたたちは、治療が始まり、代理母が妊娠しないのでそのとき初めてだまされたのがわかります。それまでにはもうたくさんお金を使ってしまっていて、解決策がもうありません。でも私が紹介するクリニックなら、小さくて、みんなが家族のように接してくれます。いいですか、私たちはみんなテルグ語を話します。クリニックの職員でもテルグ語を話します。それにみんなとても注意深いので、成功率が非常に高いのです。どの精液のサンプルでも丁重に扱ってもらえます」とマリニは小声でささやいた。

「あなたは私が話す言葉が話せるので、割引料金にしてもらえます。あなたを見ると伯父さんのことを思い出します。あなたを助けたいです」

マリニは夫を納得させる方法をよく知っているとシャラダは思った。マリニはずっと値段と成功率について話していた。シャラダはまた物思いにふけった。「代理母の家」の女性たちのことを考えた。かわいそうに！　マリニが説明していたように成功率が悪ければ、代理母は何度も治療を受けなければならなくなる。代理母の身体はどのようになるのだろうか。自分みたいに体がふくれてしまうのだろうか。自分のような外見になるのだろうか。シャラダも昔はほっそりしていた。夫が将来の花嫁として彼女を「見に」きたとき、実際に、あまりにも痩せていたので、彼から断られるところだった。代理母たちも今は若かった。彼女たちが自分のように中年になると、どんな姿になるのだろうか。自分と同じような経験を代理母にさせるのに罪悪感があった。

「ご主人」とマリニは話し続けた。「そんなに緊張しないでください。あなたの精液のサンプルをすぐに提供してください。少しリラックスしてください」

「精液のサンプル？　何のサンプルですって？」妻のシャラダはぎくっと物思いからさめた。「何ですって？　私たちはここで治療をすることになるの？」確かに二人は小さなクリニックでこの治療を受ける危険をおかすことはできなかった。シャラダは安心させようと夫のほうを見た。

ラジャパは妻の腕をぎゅっと握り、静かにするように合図した。「料金を割引してくれるらしい」と妻にささやいた。「それに赤ん坊を私たちに保証してくれている。これ以上私たちが何を望むというのだ」

「奥さん、大きな病院に行く必要はありません。小さいクリニックと研究所で十分です」とマリニはなだめるように言った。「泊まる必要もないのですよ。あなたたちの卵子と精子を私たちのところに預けておくだけでいいのです。私たちが研究所で受精卵を作り、雇われた代理母に移植します。一番いい代理母を確約します。一〇〇パーセント成功を保証します。私たちが全部の面倒をみます」

ネパール　カトマンドゥー*

*訳注　ネパールの首都。

マニーシャーは母親の家で簡素な木製の簡易寝台に座り、八ケ月の赤ちゃんにお乳を飲ませていた。自分の携帯電話を取った。電話の声は活気に満ちていた。姉ビーナからの電話は刺激的であったが、心をかき乱された。いつものようにビーナは生活もかき回した。姉妹には話すことがたくさんあり、長話になった。今、マニーシャーには考えなければならないことがたくさんあった。おそらくビーナの言うことを聞いていれば、自分たちの持家がない、夫が失業している、それなのに小さな子どもが二人もいるといった現在抱えている問題から抜け出せるかもしれなかった。マニーシャーも働いていたが、妊娠したために、家事手伝いの仕事を失ってしまった。そして夫婦のわずかな蓄えも使い果たしていた。

マニーシャーは衝動的な行動をすることはなかった。ビーナはいつも大胆だった。十五歳で家を出ていた。十五年くらい前のことで、当時、十三歳だったマニーシャーには家を出る勇気があることが想像もできなかった。しかし母親の妹がムンバイ*に住んでいて、手伝いとして働いている美容院で仕事があると話していた。

*訳注　インド西部マハーラーシュトラ州の州都。旧称ボンベイのヒンディー語名で、一九九五年から公式名。

母親は始め気が進まなかったが、選択肢が他になかった。家の生活は大変に厳しかった。扶養家族の人数が毎年、増えていた。さらに、ビーナもムンバイに行く気になり、行きたがっていた。母親が家を出るのを許してくれるまで懇願し説得して闘った。

マニーシャーはビーナが初めて帰省してきたときのことを覚えていた。ムンバイの流行の服を身につけ、大都会での生活の話がたくさんあった。夜に二人が身をよせ合って横になると、ビーナはムンバイでの生活について妹に話した。確実に胸がわくわくするようなものではなかったが、多くの可能性があった。ビーナは叔母と夜警をしている叔父さんといっしょに二部屋のアパートで暮らし、清掃人として働いていた美容院には毎日、二時間かけてバスで通っていた。

「でもすぐに美容師になれる」とマニーシャーに自慢した。「長い間、清掃人はしていないわ。金持の女性の髪をカットするようになって、たくさんのお金をもうけ、金持ちのハンサムな男性と結婚して、たくさん子どもを生むの」

しかしビーナの夢はそんなに望んだようにはうまくいかなかった。二十歳にならない年齢でオート・リクシャーの運転手と結婚した。夫のキシャンもネパール出身だった。彼は申し分ないほどハンサムだったが、ビーナと同じように貧しかった。結婚してから一年後に妊娠した。娘がまだ二歳にならないときに、キシャンが事故にあったために高額の医療費を払わなければならなくなってしまった。

ビーナは小さい娘のチャルを連れてカトマンドゥーに少しの間、帰ってきた。借金を返すため住み込みの仕事をするので、しばらく娘の世話をしてほしいと母親とマニーシャーにたのんだ。

彼女はそれから一年以上帰ってこなかった。マニーシャーの結婚にも帰ってこなかった。しかし、チャルのために毎月一、〇〇〇ルピー（訳注　二〇一六年二月ではインドの一ルピーが約二円）を送金してきた。ビーナがやっと家に帰ってきたとき、以前とは違うきれいな身なりをし、自信にあふれていた。夫の医療費も全部払い、マンションを購入するいくばくかの資金も貯めていた。彼女の夫も元気になり、夜警の仕事についていた。チャルを迎えにきたのだった。

　だが、全部の金がどこから入ってきたのだろうか。最初、ビーナは話そうとしなかった。最後には妹に秘密にしておけなかったので、ビーナがムンバイに発とうとしていたある夜、マニーシャーに話してくれた。

　ビーナがしている住みこみの仕事がマニーシャーにはよく理解できなかった。ビーナは代理母をして、外国人の夫婦のためにふたごをすでに出産したことがあった。卵子も二度ほど売って、たくさんのお金を稼いでいた。マニーシャーはビーナの話の内容が半分しか理解できなかった。

　マニーシャーは初め驚いた。「外国人の男の人と寝たということなの？　だんなさんは反対しなかった？　本当のことを知っているの？」

　ビーナは笑って、身ごもったふたごの子どもの父となる男性に一度しか会っていないと言った。しかも会ったのは事務所で、男性が奥さんと弁護士、医者とやって来て、彼女との契約書に署名するときだった。ビーナには夫のクリシャンがつきそっていた。ビーナはその外国人の男性がどんな人だったか覚えていなかった。

「外国人と寝てこんな多額のお金を稼げると思う？　マニーシャー、それなら契約書なんていらないでしょう。事実、赤ちゃんのお母さんとお父さんだって体を触れあう必要がないのよ。お母さんから卵子を、お父さんから精子を取って、浅い皿に一緒に入れて、赤ちゃんをつくるのだから。本当のお母さんに子宮がないから、赤ちゃんがまだとても、とても小さいときに、他の女性の子宮に入れて育てるのよ」

マニーシャーは二人目の子にお乳を飲ませていたが、こうした話を聞くのが非常に不快だった。男性に触れないでどうやって子どもをつくり、生めるのだろうか。そう考えただけでも寒気がした。そして実の姉ビーナがそんなことをしたと言っているのだった。

「あなたの状況を考えてみて」と電話でビーナは言った。「立て続けに二人も子どもが生まれ、夫は失業中なのよ。これが簡単な打開策だと言っているのよ。来月に荷物をまとめて、ムンバイに来なさい。私も今は自分の小さなマンションを持っているわ。私のところで生活できるから、二年のうちには四ラックルピー（訳注　一ラックは一〇万なので四〇万ルピー）以上稼げるから。あなたは今までにそんな大金をどこかで見たことがある？」

ビーナは直ちに赤ちゃんを生む必要はないと言った。初めは、卵子を売って、そのたびに二万五、〇〇〇ルピーくらいになる。とても簡単な処置で、痛みもなく、入院の必要もいらないとビーナはマニーシャーを安心させた。マニーシャーの夫も精子を売れるが、卵子ほど多くの金は稼げないとも言った。

「あなたはきれいだし、健康で若い。あなたの卵子はとても需用があるでしょう。その分、金を多く要求できるはずだわ。私から病院の女性に話してみるから」

マニーシャーはビーナが話していることがまだよくわからなかった。何の卵のことを話していたのだろうか。彼女は卵を産んでいなかった。体の中に卵があるのなら、どうして一度も産まれてこなかったのだろうか。

「マニーシャー、今、あなたの卵子が無駄になるだけなのよ」と姉は言った。「もうあなたは子どもを生みたくないのはわかっているわ。実際に、あなたは、産児制限の手術をしてもらった。だから毎月、あなたが生み出す卵子は、ただ無駄になっているだけだわ。医者たちは卵子を取り出し、それを使い、精子はあなたのだんなのではなく、別の男の人のものを使い、赤ちゃんを作り出す方法を知っている。妻が生存能力のある卵子を生み出せないのに、夫の精子は何の問題もないというような金持の夫妻に、あなたの卵子が役立つのよ。あなたは金儲けができるし、彼らは子どもが持てるチャンスになる」

マニーシャーがだれに卵子を使われるか知ることは絶対にないし、彼女の卵子で生まれた子どもが本当の生物学的母親がマニーシャーだと知ることもまったくないということだった。それは感情が伴わない完全な商取引だった。そして、一度か二度、卵子を売った後、代理母にもなれた。一年以内に誰か他の人の赤ちゃんを身ごもって、三〇万ルピーを稼ぐことができるということだ。

「ふたごの赤ちゃんを身ごもっているときでも、金が稼げることになる」とビーナは言った。「夫妻は生活費としてあなたに月々三、〇〇〇ルピー支払ってくれ、宿泊所に泊まらせてくれる。食べ物も食べたいだけ食べられる。おいしくないかもしれないけど、健康にいい食べ物を食べられる。ご夫婦がよい人たちなら、訪ねてくるたびにチップもくれることになる」

マニーシャーはため息をつき、眠っている子どもを下に置いた。決断する前にまず夫や母親に話さなければならない。彼女は姉のように大胆な決断ができなかった。ビーナは家族のだれにも相談しないで決断したのだった。そうして自分の運命を自分で切り開いた。

「体を売るよりはいいと思わない？」ビーナは言っていた。「私がしてきたようなことでもしなかったら、これだけの金をもうけるのに私は一〇〇回以上、体を売らなければならなかったわ」

インド　ムンバイ

シャナーズは赤いヘッドスカーフを整え、上流階級向けのクリニックの受付のほうに行った。彼女に同行した二人のブルカ（訳注　イスラム教徒の女性が用いる目の部分だけをあけて頭から全身をおおう外衣）を着た女性たちは、彼女が指さしたいすに座った。

「こんにちは、シャナーズ」、仕事の手早い受付係が笑顔を向けた。「ねえ、こんどは早いわね。私たちが一昨日連絡したばかりだと思うのに。先生が喜ばれます。二組の外国人のご夫婦からの依頼がそのままになっていたので。彼らの受精卵は発送の準備ができているのよ。あなたの姪御さんたちの検査に問題なければ、ネットで直ちに彼女たちを紹介できます。姪御さんはご家族の写真を持ってこられていますか。ご主人たちもおいでになっていますか」

シャナーズは病院でとても評判がよかった。三十代前半の魅力的な女性だった。コール墨でラインをかいたぱっちりした目をし、幸せそうな笑みをうかべていた。いつも穏やかで、落ち着きがあり、だれにでも気持のよい言葉使いをした。最も信頼されている代理母紹介者の一人でもあった。

シャナーズは彼女の地元に尽きることがない代理母の備えがあるようだった。女性たちは匿名でここに来て、知らない夫婦のために子どもを産み、少なくとも三〇万ルピーの金を稼いで金持になり、同じく匿名で去っていくのをいとわなかった。

頭にスカーフをしっかりひっぱり上げ、シャナーズは若い受付係のほおをたたいた。「あなた、心配しないで。全部準備できているのだから。写真も持ってきているし、ご主人たちも外で待っているわ。この二人が検査を受けることも研究所の人たちにもう話を済ませているわ。あなたより私のほうが手順をよく知っているから。この六年間、何人女性を紹介してきたかしら」

シャナーズが八年前に初めて病院にやってきたとき、今とは違っていた。若く、おびえていて、経済的な問題を抱えていた。ザリー（訳注　糸に金や銀の金属糸を使った織物）職人をしていた夫アリは、健康面で問題があった。ムンバイは彼女の故郷ではなかった。バンガロールからムンバイに花嫁として十三歳でやってきていた。結婚後、しばらくしてから彼女と夫は大きなジョイント・ファミリー（訳注　合同家族・複合家族〔親が二人以上の子女の家族と同居する形態〕）の家から出た。夫が病気になったとき、金もなかったし、自分たちの家もなく、世話が必要な幼い二人の子どもをかかえていた。

シャナーズは数歳年上の義理の姉ムムターズがクリニックの顧客係をしていた友人のアシャに会いに来たとき、いっしょに連れてこられた。アシャがよい仕事を紹介してくれるからと義理の姉から聞いていたのだった。シャナーズは読み書きができず、自分の名前さえ書けなかったので、自分のような人間がどんなよい仕事が得られるのだろうかと思っていた。それでも、わずかな金でも入れば、トイレ掃除、床ふき、どんな仕事でも喜んでするつもりだった。

クリニックは奇妙なところだった。シャナーズは以前に子どもたちを出産するため国立病院に入院したことがあっただけだった。しかし、そのクリニックはまったく病院らしくなく、どちらかと言えば事務所のようだった。首から聴診器をたらし、口紅を塗り化粧したおしゃれな女医たちがいた。見える限り、患者の姿がまったくなかった。何組かの夫婦とたくさんのスタッフがいるだけだった。ここはどんな場所なのだろうか。自分はここで何の仕事ができるのだろうか。

ムムターズとシャナーズたちは三時間ほど医者を待っていた。多くの女性たちが出入りしていた。夫と一緒の女性もいたし、友だちと一緒の女性たちもいた。だれ一人シャナーズにもムムターズにも話しかけてこなかった。時間がたつにつれて、シャナーズはだんだんと恐ろしく心配になってきた。

ついにアシャがやってきて、医者の準備ができたと告げた。二人は白い上着を着た女性がコンピューターの前に座っている部屋に入った。「先生、こちらがシャナーズです」とアシャが言った。「私たちは仕事についてはまだ何も彼女に話していません。こちらは彼女の義理の姉ムムターズで、私の友だちです。彼女は仕事を知っています」

そしてシャナーズが新しい仕事がどういうものか全部知ったのはそのときだった。代理母！　彼女は聞いていることが信じられなかったし、理解できなかった。衝撃を受け、あきれ、縮み上がった。見ず知らずの外国人の夫婦のために一体どうやって子どもが産めるのだろうか。男性とまったく関係を持たないでどうやって子どもを妊娠するのだろうか。夫はこのことを聞いたら何と言うだろうか。ムムターズは、シャナーズの夫も全部知っていて、もう同意も得ているからと安心させた。「シャナーズ、私があなたの年齢なら私だってこれをしていたわ」とムムターズは言った。「私はもう年を取りすぎている。でもあなたには家族を助ける大きなチャンスだわ。弟のアリだってわかっている。一年でこれだけの大金を得る機会は他に絶対にないのだから。お金があればできることを考えてみて」

シャナーズは他にどうしたらよいかわからなくて泣いた。逃げ出すこともできなかったが、なすがままになりたくなかった。シャナーズを納得させるのにさらに二度ほど医者からの説明が必要だった。「違うのよ。あなたのお腹にすぐに赤ちゃんを入れたりはしません」と医者は言った。「まずあなたの卵子を取らせてもらって、それに対してあなたに支払います」

初めの数週間は検査を受け、注射を打たれ、錠剤を飲まされ、悪夢のような日が続いた。その後で、本当の病院に連れていかれ、注射で眠らされた。目をさますと、処置が終わっていた。彼女は二万五、〇〇〇ルピーもらった。夫はとても幸せだった。彼女たちは差し迫った借金を返済した。この仕事はそんなに悪くないかもしれなかった。

しかしそれは始まりにすぎなかった。数ケ月後、クリニックのアシャからまた電話があったとムムターズから知らされた。医者がシャナーズに会いたいと望んでいた。今度は彼女が夫と子どもたちを連れてクリニックに来るように医者から望まれていた。再び卵子がほしいのだろうか。彼女はもう一度前にしたようなことを全部する気にはとてもなれなかった。

しかしよくわからないうちに彼女は、夫や子どもたち、もちろん、ムムターズも一緒にクリニックにまた戻っていた。家族の写真と古い検査結果を全部持ってくるようにたのまれていた。彼女には今度こそお腹に赤ちゃんを入れられるのがわかっていた。そして彼女はそれを一番こわがっていた。医者たちはどうやってそんなことをするのだろうか。

「シャナーズ、なにを考えているの」と受付係に赤いスカーフを引っぱられた。「先生にブザーで呼ばれているのに」

「何も」シャナーズはほほ笑んだ。「私はここに初めてきたときのことを思い出していただけなの。とてもこわがっていたのよ。ブルカをきて向こうにいるあの若い私の姪たちみたいに」

「それが、今ではあなたはここのゴッドマザーだわ！」と受付係が笑った。「クリニックのために何人赤ちゃんを妊娠したことがあるの？」

「ふたごを二度」とシャナーズがほほえんだ。

「さあ、行って、行って、行って」受付係が急がせた。「先生がお待ちだから。あなたの姪御さんたちも連れて部屋に入って」

インド　グジャラート州アーナンド

スミは赤いプラスチックのイスの座る位置を変えた。妊娠五ヶ月に入っていて、少し不快を感じ始めていた。たしかにふたごを身ごもっているのがわかっていた。二人の赤ちゃんを出産するのは一人より困難であっても産むのは幸せだった。しかし帝王切開されることになっていた。幸いにも麻酔で完全に眠らされているので、何もわからないだろう。

スミのような代理母は自然分娩が決して認められなかった。危険が大きすぎるという理由からだった。スミはアーナンドの近くの小さな町ナディヤードの母親の一部屋だけの実家で、産婆の助けを借りて自分の息子は自然分娩した。しかし今度は事情が違っていた。

ふたごを生めば、余分に五万ルピーもらえることになっていた。もし赤ちゃんの両親が気前のよい人たちであれば、一〇万ルピーにもなるかもしれなかった。日本人夫婦の代理母になったとき、彼らは物惜しみしないで非常に気前がよかった。人形のようなふたごの赤ちゃんを出産して、受け取った代金で家を建てることができた。


今度はオーストラリア人夫婦だった。彼女はこれから親になろうとしている夫婦に会ったことがあった。ここにくる多くの夫婦とくらべ、とても若かった。非常にきれいな顔立ちでもあった。そのような色白のきれいな夫婦が、なぜ彼らの赤ちゃんを産むのに自分のような色黒の中年女を雇うのか想像できなかった。

「スミ、あなたの子宮が重要なのよ」日本人夫婦に雇われた理由を医者に聞いたとき、最初、そのように教えられた。「あなたのルックスではないの。覚えておいて。赤ちゃんはあなたの子ではないの。日本人夫婦の子ども。あなたの出自は何も残りません。このことを考えておいて。夫婦は必要なお金を持っています。でも一番ほしいもの、赤ちゃんができない。奥さんがよい卵子を持っていても子宮が健康でないから。お金がなくても、神様があなたによい子宮を授けてくださっている。あなたがご自分の健康な息子さんを生んでいるのがその証拠です。今、夫婦のためにあなたの子宮を貸し、お返しにいくらもらえるかあなたは額がわかります。自分の家を建て、息子さんを大学にやれます。日本人夫婦はあなたのおかげで子どもを得て、あなたは必要なお金を得ます。みんなが恩恵を得るのです」

スキャン（訳注　スキャナー検査・超音波子宮検査）からディーシャが戻り、スミのそばに座った。「全部が順調だわ」とお腹をたたきながらディーシャが話した。「ふたごなの。神様のおかげで！」これがディーシャには初めての代理母の経験で、神経質になっていた。ディーシャはこのクリニックで二年以上にわたって助手として働いていたので、多くの代理母の出入りを見てきた。二度ほど卵子を提供したこともあったが、ディーシャにとって代理母になるのはまったく別のことだった。

先月、ディーシャはスキャンを受けてから入院させられた。彼女の子宮に三つの胎芽が育っているのが見つかったからだ。それらの一つを「片づける」必要があった。彼女はそれがどう処理されたのか知らなかった。今月のスキャンで胎芽が二つだけになっていることが明らかになった。これから親になろうとしているのは四十代の韓国人夫婦で、どんな危険も犯すことを望んでいなかったので、一つ余分の受精卵を着床したと彼女は医者から前もって説明を受けていた。*

＊訳注　体外受精を行った受精卵を代理母に移植するが、一つではなく複数の受精卵を移植するので、ふたごが生まれる確率が高くなる。

「実際にスキャン担当医が話してくれたのだけど、この夫婦はふたごの一人か、それとも両方が男の子かどうか知りたがったの」とディーシャはスミにささやいた。「韓国人でも女の子をほしがらないとは知らなかった。グジャラート州の人たちみたい」

「それで？」とスミはたずねた。

「教えないと担当医が断った」とディーシャは答えた。「先生は韓国人夫婦に男女の性別を教えるのはインドで法律違反だと説明したわ。でも別の韓国人夫婦が、依頼したふたごの赤ちゃんが女の子だったというだけで、赤ちゃんを置き去りにしたという話もしてくれたわ。韓国まで追跡しなければいけなかったけど、その夫婦に赤ちゃんは手渡されたそうよ」

「みんなどうしてそんなに残酷になれるのかしら」と隣に座って話を一言も漏らさず聞いていた別の女性が言った。「そういう赤ちゃんを作るのにたくさんのお金を使い、たくさんの努力もしてきたのに、どうしてその子たちを捨てられるのかしら」

スミは神経質に女性のほうを見た。知らない人たちの前でこのようなことを話題にするつもりはなかった。「モナはどこなの？」スミはディーシャにたずねた。「彼女のスキャンはもう終わったかしら」

ディーシャは肩をすくめた。「友だちとおしゃべりをしているにちがいないわ」

モナはこのクリニックで最も人気がある女性の一人だった。看護助手として働いていたことがあり、アメリカに住むＮＲＩ（訳注　国外居住のインド人）夫婦のための赤ちゃんを妊娠していた。代理母になったのは今回で二回目だった。

八ヶ月のお腹を誇らしそうに誇示しながら、モナが廊下を歩いてくるのを見た。「ねえ、あなたも経験してみるべきだわ」。モナは歩いているとき片方の手をささえてくれている若い同僚にこう話しながら笑った。「とにかく、強制されることをする代わりに代金を支払ってもらえるのは悪くはないわ。今度はそのお金で娘を工科大学にやるつもりなの。娘は勉強がよくできるので。あなたも息子さんをよい学校に入れることができるわよ」

彼女たちは廊下を歩きながら話し続けていた。「ねえ、モナ」とスミは彼女の背後から叫んだ。「私はこれからスキャンに行くの。家に私たちと来るつもりなの、こないつもり？　私たちを待たせないで。私はとても疲れているの」

モナは振り向いて、スミに手を振った。「はい、はい。あなたが帰ってくるのをここで待っています。ディーディー（訳注　〔インド〕お姉さん〔姉・従姉・年上の女性への呼びかけ語〕）、早く終わらせて帰ってきて。私は友だちと近況を話し合おうと思っていただけなの。私は来月になると、そう簡単に動き回れなくなるでしょうから」

「スミトラ」と医者がスキャンルームから呼んだ。「スミトラ、そこにいますか」

スミは中に入った。オーストラリア人夫婦がスキャンを見ようと待っていた。ドラという女性がスミに心配そうにほほ笑んで彼女の手を取った。「大丈夫ですか」と彼女はたずねた。「必要なものは全部ありますか」

スミはうなずいた。どういうわけか日本人のふたごを妊娠していた最初のときのように興奮もしなかったし、神経質にもならなかった。最初はとても奇妙な感じだった。スミのお腹の中で成長しているふたごの顔が、契約書に署名したあの日本人夫妻のように実際に見えるようになるのを想像できなかった。

　現に、彼らはスミが人生で出会った初めて日本人だった。スミが契約書に署名したとき、初めて彼らに会った。スミは読み書きできなかったので、医者に条件を交渉してもらった。そして、よい報酬を得た。日本人夫妻は出産予定日の直前まで再び訪ねてこなくても、スミがよい報酬を得ることができたと医者は判断した。医者は担当している代理母みんなに伝統となったベビーシャワー（訳注　赤ちゃんを祝うパーティー。出産予定の女性に贈り物をする）を企画するが、そのときも日本人の両親は金を送ってきただけだった。出産に立ち会い、生まれたふたごを引き取るのにぎりぎりでやってきて、あれこれ言わないでスミに支払いをしてくれ、たくさんの祝儀もくれた。

　今度のオーストラリア人夫婦は、日本人夫婦より赤ちゃんに感情的になっているようだった。スミの子宮に受精卵が移植されてから彼らが病院にやってきたのは今回で三度目だった。夫妻とスミの間にある種の絆ができていて、「スミ姉さん」と呼ばれるまでになっていた。ドラは子宮に何か問題があった。神様はこの美しい女性によい子宮を除いてすべてのものをお与えなさった。かわいそうなドラ！　ドラは機会があるたびにスミに感謝した。

　インドで女性たちは子宮によって価値が決められる。生む力で社会での地位を与えられる。これは日本でも、オーストラリアでも、同じなのだろうかとスミは思った。この美しい、教育のある、口調の柔らかい若い女性が子どもを産めないことで夫や義理の母親から虐待され、ひどい目に遭わされるのだろうか。スミの実の姉ソニアが結婚して七年たっても子どもができなかったとき、夫の家で冷遇されたように。いや、白人の人たちはそんなことはなかったかもしれない。ドラの夫ベンはとても愛情深そうに見えた。だが、戸を閉め切ったところで何があるかわからなかった。

ドラがきて、スキャンを見ようとスミのそばに立った。はっきりとふたごの心臓の鼓動が聞けた。「ダグ　ダグ　ダグ」。二つの胎児たちはスミの子宮の中で心地よさそうに横たわっていた。前よりもっと輪郭がはっきりしていた。

「ああ、スミ姉さん」ドラは感動して声を詰まらせた。「ああ、スミ姉さん。ありがとう。ありがとう。ありがとう」。そしてスミは腕の上にドラの涙が流れ落ちるのを感じた。

インド　チェンナイ*

＊訳注「インド　バンガロール（ベンガルール）」のところの訳注参照。

ミーナはスーツケースにサリーの最後を詰めこみながら、ため息をついた。すべての準備が終わった。ピクルス、マサーラー、服など全部詰めこんだ。

義理の両親は彼女に特別よくしてくれていた。「ミーナ、ひと休みしなさい」と姑は言い続けた。「よく食べなさい。今、三人分食べなければいけない」

ミーナには罪悪感があった。義理の両親に本当のことを話さなければならないのだろうか。神様のおかげ！　今まで全部が円滑にいった。しかし精神的緊張感も相当にあった。彼女はロンドンの家に帰るのをただ待っていた。明日、夫ラムと一緒に自分たちの家に帰れる。それからでも重要な報告をよくわかってもらうことができるだろう。

この四ヶ月は人生で一番すばらしく、そして、つらい日々だった。一週間前、友人のラーダー医師と並んで座り、他の女性の子宮で大きくなっているふたごの胎児のはっきりした心臓の鼓動を聞き、ミーナはわっと泣き出した。

突然にこの数年がぞっとするくらいまざまざと思い出された。四年間の費用のかかる苦しい不妊治療、何も効果がない長い緊張状態の月々、涙、トラウマ。そして急に彼らの生活に光りをもたらした決断。あまりにも突然の決断だったので、今起こっていることをあらかじめ運命づけられていたようだった。

ラムとミーナは結婚して十年がたっていた。ミーナは三十三歳、ラムは三十五歳になっていた。拡大家族*の思いやりのない家族が言うように、二人はまだ「子どものない」状態だった。ラムの両親が中でも一番無神経だった。大きな喜びを感じている今では、無情な言葉をしばしば浴びせてきた義理の両親を許したと言ってもよかった。ラムは一人っ子で､両親が孫を欲しがるのは当然だった。

＊訳注　親子のみならず直系血族・姻戚血族をも含む同居の大家族。親子や祖父母だけでなく、おじ・おばなど含む。

嫁ぎ先の家族とアメリカで暮らしていたある日のことを特に覚えていた。不妊治療の最初の一区切りが終わってから流産してしまった直後のことだった。ずっと体の具合が悪く、数日は起き上がるのも、仕事に行くのも難しかった。

そのとき一緒に暮らしていた義理の親は彼女のほうに非常に問題があると確信したのだった。子どもができないのは息子には何の責任もなく、ミーナの遺伝子、ライフスタイル、不注意、虚栄心のせいだと考えた。

「体が弱すぎる」と姑からたびたび言われた。「勉強のしすぎのせいです。近頃の娘は容姿や仕事にとらわれすぎで、妊娠が難しいと考えている。母親になりたくないだけです」

「仕事に行かないようにと嫁に注意しなさい」と舅は何度もこぼした。「どうして働きに行かなければならない。女のいるところは家の中だ。女の第一の義務は子どもをつくることだ」

ラムはそれ以上聞いていられなかった。二人が仕事に出かける準備をしていたとき、彼の両親が急にひどく非難をし始めたのだった。

「そんなふうに思うのなら、どうして有能な工学学士を僕の結婚相手に見つけたのですか」とラムはぶっきらぼうに言い返した。「休暇でアメリカからインドの実家に帰るたびに、女性たちを集めて会わせたのはあなたたちじゃないですか。その女性たちは全部がエンジニアか医者だった。僕はあなたたちが選んだ女性と結婚した。そして結婚して僕たちはとても幸せだ。もしそれが気にいらないなら、あなたたちは荷物をまとめて、チェンナイの家に帰ってください。僕たちのことを構わないでください。このままで幸せなんです。子どもが持てるように運命づけられていれば、持てます。

給料のよい仕事をする資格があるミーナがどうして家にいなければならないのですか。いいかげんにしてください」

「妊娠できるように休息をとって、無事出産にこぎつけなければいけないと言っているのですよ」と姑がなだめるように言った。ミーナは怒りで体の震えを感じた。しかしラムがぷりぷり怒って部屋から出て行くと、ミーナはすぐに怒りをおさえた。

「ミーナ、あなたが何とかしなければいけません」。姑はそうするのが彼女の義務だといわんばかりに非難めいた言い方をした。「息子に子どもを産んでやらなければいけません。あの子が子どもが大好きなのを知っているでしょう。息子の夢を実現したいなら、何でもできることをあなたもしなければ」

ミーナはたびたび泣きくずれた。ミーナが精神的にも肉体的にも弱くなるホルモンを舅や姑に注ぎこまれているようだった。しつこいのを我慢できなかったが、義理の両親は絶対にあきらめなかった。アメリカからチェンナイに帰ってからでも機会があるたびにミーナはすまないと思わされた。一人息子に子どもがいなかったので、由緒ある家系が存続しなくなる。舅も姑もミーナにその全責任があると考えていた。

ミーナとラムはロンドンに移った。ミーナは自分の子どもが生めないのをどうしようもないこととして徐々に受け入れ始めていた。養子を迎えることについても漠然と考えていたが、ラムの両親は応じなかった。

「二人の人生だ」とラムは言った。「僕たちで決めよう」

二人は次にインドに帰ったときに養子縁組斡旋機関に登録しようと決めていた。

そんなとき、突然、可能性のある解決法を教えられた。デリー*で成長したミーナはフェイスブックで学校の同級生だったラーダーを見つけた。彼女はデリーでトップの不妊治療クリニックの一つで上級専門医をしていた。二人は最初の頃はソーシャルメディアで、その後、電話でおしゃべりを始めた。

*訳注　連邦国家インドは現在二十九の州と六つの連邦直轄領＋首都ニューデリーのあるデリー首都圏から成立。

ミーナは次にデリーの母親の家に帰ったとき、ラーダーに相談してみようと決心した。

「ミーナ、どうして代理母を雇わないの？」ラーダーはミーナの診察記録を読み、十分に診察してからたずねた。「あなたは子宮が問題です。あなたはまだとても若いし、卵子は大丈夫だと思う。ラムも問題がない。代理母ならあなたの願いを実現してくれると思う」

ラムとミーナは以前に代理母について考えたことがあった。ミーナは実際、ネットで見つけられるだけすべて内容を読み、あらゆる可能性に通じていた。代理母の商取引はイギリスでは禁止されていたし、彼女の友だちや家族全体でも、イギリスで認められている「利他的」代理母は見つからないのがわかっていた。

しかし、ラーダーは新たな希望を与えてくれた。これがミーナの願いを実現する方法だったのかもしれなかった。ミーナはデリーで実際に代理母を雇うことができた。彼女とラムがまだインドのパスポートを持っていたことが助けになった。

その日の夕方、ミーナは実母の前で初めて代理母について話した。「あなたが話している言葉がわからない」と母親から言われた。「私も英文学の教授をしているのよ！　代理母ビジネスというものが一体何なのか、簡単な言葉で、私に説明して」

「お母さん、文字どおり、代理という意味です」とミーナは今度は、もっとゆっくり話をした。「自分の子どもを出産予定日まで身ごもっていることができない他の女性のために、代理母が子宮を貸します。代理母は、彼女の子宮に赤ちゃんを妊娠するためだけに、妊娠できない女性たちに雇われます。代理母は出産すると赤ちゃんを彼女たちに引き渡すことに同意するという契約書に署名しているんです」

「どうやって？　どうやって子宮を貸すなんてことができるの？　私にはわからない。赤ちゃんは体外受精でつくられるの？　それから遺伝学的につながりがある赤ちゃんでなければ、代理母の子宮が拒絶してしまわないかしら？」

「ええ、お母さん、赤ちゃんは体外受精でつくります。それに、大丈夫なの。代理母の子宮は胎児を拒絶しません。世界中で多くの赤ちゃんがこの方法で生まれています」

「祖父の時代には妻が子どもを生めないと、男性は再婚したと聞いています。でもそれはひどいことです。今の時代、現代では！」

「お母さん、そういうことじゃないの。大きな意味ではそういうことになるかもしれないけれど。とにかく非常識なことではないの。ラムが私たちの赤ちゃんを身ごもる女性と肉体関係を持つことはないの。そう、お母さんが言うように人工授精や体外受精がない時代には、夫と肉体的関係を持って子どもを生んでもらう女性を夫婦が雇うこともありました。それは昔の代理母です。でもそれも今日の代理出産のように商取引でした。最初の妻に子どもができないので、他の女性と結婚するというのはまた別の話です」

「ああ! 知っている。『シンドゥ・バーラヴィー』*に出てくるような話ね」と母親が言った。

＊訳注 『シンド〔パキスタン南西部の州〕からの女神』。一九八五年のタミル語の連続ホームドラマ。

「お母さん、正確にそうだとは言えません」とミーナは答えた。「あれは浮気で生まれた子どもです。二つを混同しないで。代理母の取り決めには愛もロマンスもありません。実際的な商取引です。今日、ほとんど全部の代理母が妊娠するの。代理母の子宮に移植される受精卵は、体外受精でつくります」

「そうなると子どもは現実に四人の親がいることになる? あなたがしようとしているのはそういうことなの?」

「私たちの赤ちゃんには三人の親がいることになります。ラムの精子と私の卵子を使って体外受精で受精卵がつくられ、代理母の子宮に移植されます。代理母の役割はただ容器のような役割になります。これまでに努力して体外受精でできた私たちの受精卵はまったく問題がないのはわかっています。でも、それを私の子宮に移植すると、育たないだけのことです。だから、子宮を借りるしかないということになります」

「だけど代理母に赤ちゃんを渡すのを断られたらどうするの。あなたは代理母と子宮の赤ちゃんにきずなが生まれないとでも言うの。私はそれこそ本当に問題だと思うけれど」

ミーナはうなずいた。「そのとおりです。それはありえることです。特に、もっと前の時代には妊娠する赤ちゃんをつくるのに代理母自身の卵子が使われたので、そういうことがあったわ。でも、今日では、ほとんどの場合、代理母の子宮にいる子どもは、代理母と生物学的結びつきがないの」

「そうなの？」母親がたずねた。「子どもと遺伝学的なつながりがないから、代理母はその子に愛情を持たないということ？」

「医者はそう言います」ミーナは答えた。「とにかく、インドでは、インド医療研究評議会*のガイドラインで、代理母の卵子は、彼女が妊娠する赤ちゃんをつくるのに使うことができなくなっています。それに今まで、代理母が赤ちゃんを手放すのを拒んだ例はひとつもないのよ」

＊訳注　Indian Council of Medical Research：ＩＣＭＲ。政府機関。代理出産のための治療はインド医療研究評議会に登録された生殖補助医療〔Assisted Reproductive Technology：ＡＲＴ〕クリニックにおいてのみ許可される。

ミーナの母親はまた最初の現実的な質問を持ち出した。「ラムの両親にどう話すのですか。とても保守的な人たちだというのはあなたも知っているでしょう。あなたたちがしようとしていることを受け入れてくれますか。自分たちと血のつながりのある子がほしいと言って、養子を取るのだって許してもらえなかったでしょう」

「でも、お母さん、子どもは遺伝学的に私たちの子なの」ミーナは根気よく説明した。「子どもは私たちに似ることになります。私たちの遺伝子を持つことになるのです。私たちは子どもを身ごもってもらう女性を雇うだけのことなの。彼女は雇われた母親にすぎないのよ。ちょうど昔の乳母（訳注　うば〔にゅうぼ〕。生みの親に代わって乳《ちち》を与え世話する人）みたいに。お父さんも母親のお乳がでなかったので雇われた乳母にお乳をもらったとお母さんが話してくれたことがあったでしょう」

「ミーナ、それとこれは違います」と母親が言った。「代理母になる女性は自分の子宮に、あなたたちの赤ちゃんを妊娠することになる。彼女の遺伝子を子どもが持っていないと思わないの」

「お母さん、私が言っているのは正にそのことです」とミーナは答えた。「褐色の肌をしたインド人の女性が、遺伝学的に純粋に白人やモンゴロイド人種の赤ちゃんを妊娠し、生むことができるのです。どの婦人科医からも私の卵子はよいものだし、ラムも精子に問題がないと言われているの。問題なのは私の子宮です。子宮は胎児のための入れ物のようなもので、赤ちゃんが成長する所。赤ちゃんは妊娠している女性の血液から栄養分を取り入れるけれど、その子の遺伝子を決めるのは私たちなの」

「そのようなこと信じられない」母親が言った。「私は何も気にしていないのよ。あなたが養子を取ってもいいし、子どもがいなくても構いません。私にはそのようなことは本当に問題じゃないの。でもあなたが義理の両親のためにこのようなことをするつもりなら……」

「お母さん、私たちのためなんです。ラムも私も自分の子どもが欲しいの。でも、もちろん、ラムの両親も幸せにしてあげたい。だからあちらの両親には今すぐ細かいことまで全部は話さないつもりです。デリーの代理母に私たちの受精卵がうまく着床されたら、私が妊娠したとすぐに知らせます。私たちが次にラムの両親に会うときは、一人か、ふたごの赤ちゃんを抱いていることになります」

「ミーナ、あなたはそのようなことをうまくやってのけることなんてできません」と母親は不安そうだった。「人生をうまく切り抜けるためにお芝居をするなんて、あなたにはできないことだわ。どうやって嘘をつきとおせるの。それよりなぜイギリス人の代理母を雇わないの。義理の両親から秘密を守るにはそのほうが簡単でしょう」

「いいえ、お母さん、イギリスは法律が違います。商業的代理母は禁止されているの。利他的代理母だけが許されています。つまり代理母は無料で自発的に赤ちゃんを妊娠してくれる友だちや、親戚でなければならないのです。この点が一番問題なの。だからイギリスからたくさんの人がインドに来て、インドで代理母を雇い、イギリスで利他的代理母として通しているの。イギリスに赤ちゃんを連れて帰るのに、利他的代理母だという証明が必要だけれど、それもどうにかしています。私たちはインド人パスポートを持っていて、インドで商業的代理母が許されているから、問題になりません」

母親は心配そうに頭を振った。「どのようにしてあなたがそのようなことをしようとしているのか私にはわかりません。義理のご両親がイギリスのあなたのところに訪ねてきて、あなたが妊娠していないのを知ったらどうするの？　イギリスに住んでいるあなたの友だちやその親戚に尋ねられたらどうする？　あなたは本当に妊娠しているのをみんなに納得させせなければならなくなります。それをどうするつもり？」

「考えます、お母さん。一度に一歩ずつ前進します」

このような会話があってから、とても早く状況が展開していった。ラムとミーナの休暇が十五日ほど残っていた。ラーダーは全部の検査を済ませてから、体外受精の検査を始めた。その間に、ミーナはクリニックの紹介で代理母を雇った。

アリスだった。

最初、ミーナは面食らった。パンジャーブ人（訳注　インド北西部のパンジャーブ州出身者）で、キリスト教徒の女性の子宮で孫が育っていると知れば、ラムの母親がひどく怒るだろうと思った。しかし、ラムは非常にしっかりしていて、「ナンセンスだ」と言い放った。「母が怒れば、怒らせておけばいい。アリスは非常に感じのいい若い女性だ！　私たちのタムブラム*の親戚の多くより教育があり、落ち着きがある」
＊訳注　タミル・ブラーミン。タミル・ナードゥ州のブラーミン〔インドのカースト制度における最上位バラモンの人々〕。
アリスは本当にすてきな女性だった。大学を卒業していて、マーケティングの学位を取得していた。妊娠七ヶ月の二十歳のときに、夫が事故で死亡した。彼女の父親が運転手としてずっと働いていた金持のビジネスマンがアリスに歯科クリニックの受付係の仕事を見つけてくれたのだった。

しかし、アリスは、父親が死んでから特に寡婦になった母親と幼い一人娘を養わなければならず、収支の範囲内でやっていけなかった。アリスの雇用主であった歯科クリニックのシュレヤ医師から代理母になれると勧められた。アリスは初め驚いた。シュレヤ医師が医科大学時代からの友だちだったラーダー医師にアリスを紹介した。

アリスはミーナが会う前に卵子を一度だけ提供したことがあり、代理母になるすべてが整っていた。全部のことが非常に早く進み、三週間もたたないうちに、二つの健康な受精卵がアリスの子宮に移植されていた。

ラーダーはミーナとラムにイギリスに帰ってもよいと告げた。

それは三ヶ月前のことだった。今、ミーナは代理母のお腹で成長している小さなふたごの胎児のスキャンを見にデリーに戻ってきていた。すべてが順調だった。舅や姑にもうすぐふたごの孫ができると話しにデリーからチェンナイに飛んだ。

ミーナは、その日ほど姑の顔が輝くのを見たことがなかった。ミーナを抱きしめて、耳元でささやいた。「誰にもまだ話さないようにしなさい。早すぎるから。それに、みんながとても嫉妬深いのをあなたもわかっているでしょう。これから二ヶ月の間は私たちだけの秘密にしておきましょう」

ミーナはとても満足だった！　スーツケースをしっかり締めながら、とうとう姑を幸せにできたと思った！

第2章　アメリカでの代理母の先駆者たち

エピソード1　エリザベス・ケイン＆ベビーM事件

一九八〇年十一月に三十七歳の女性で仮名女エリザベス・ケインがアメリカで最初の合法的な代理母となった。

これは胎児との遺伝学的つながりがまったくない代理母がまだ流行していないときだったので、彼女は伝統的な代理母、すなわち、妻が不妊である夫婦のために赤ちゃんを妊娠するよう契約して雇用された。伝統的な代理母のやり方で、依頼している夫婦の夫の方から提供された精子と、代理母の女性の卵子が使われた。体外受精が行われる前の時代には、代理母は依頼した夫婦の夫と実際に性交をし、委託している両親に子どもを渡すとわかっていて彼らのために出産した。

しかし、エリザベスの場合は事情が違っていた。赤ちゃんは彼女の卵子と父親の精子を使って体外受精でつくられた。エリザベスはこれからなろうとする両親が出産に立ち会うためやってくるまで、二人に一度も会っていなかった。そして、とても重要なことだが、子どもに対する彼女の権利をすべて放棄するという法律的な契約書に前もって署名していた。だから彼女が赤ちゃんの生物学的な母親であっても、出産するとすぐにその子を両親に渡さなければならないことは常にわかっていた。

エリザベス・ケインはイリノイ州の都市ピーキンの出身だった。伝統的なキリスト教徒の家庭で育ち、医者の事務所で助手として働いていた。自発的に代理母になると申し出るまでに、彼女にはすでに三人の自分の子どもがいた。

第一に、エリザベスは代理母になることに大変に熱心だった。赤ちゃんを渡した直後、雑誌『ピープル』のインタビューで彼女の体験を詳しく語り、すばらしい社会貢献だと自分が考えることができ大変に幸せだと繰り返し語っていた。

彼女は雑誌記者に最も個人的な体験について話していた。

「始めから違っていました」と言った。「父親がどのような人か知らなかったので、赤ちゃんにアイデンティティーを与えることがあまりできませんでした」

経済的にも、心情的にも、子どもをもう一人育てることはできないが、赤ちゃんを愛していて、よく夜に目をさまし、声には出さないで暗闇の中で話しかけ、小さな足で脇腹を蹴られる感触を楽しんでいると言い添えていた。

エリザベスは不妊の夫婦のために子どもを出産する代理母を募集する『ルイヴィル・クーリアジャーナル*』の広告に応募したのだった。彼女は不妊女性が抱える問題の解決策が必要だと強く感じていたので、代理母になるのに同意した。不妊の男性に助けてくれる精子提供者がいるなら、不妊の女性にも、不妊症に対して代わりの選択肢がどうしてないのかと彼女はたずねた。

＊訳注　ケンタッキー州ルイヴィル市で発行されている朝刊紙。米国の代表的な地方紙。夕刊紙は『ルイヴィル・タイムズ』。

エリザベスの夫デーヴィッドは初め反対していたが、日がたつにつれ大変に協力的になった。一万ドルという謝礼がもらえることがそれに関係があったかもしれない。しかし、事情はそれほど簡単ではなかった。他の人の子どもを産んで、金をもらうというニュースが広まると、彼女や子どもたちは社会的に排斥された。子どもたちは、「今、赤ちゃんの相場はいくらだい」というような言葉を学校で浴びせられ、あざけられた。多くの両親が自分の子どもと彼らを遊ばせようとしなかった。

だが、彼女の家族がまわりに集まってきた。妊娠五ヶ月のときに、医者たちは彼女の年齢を考えて、赤ちゃんが健康であることを確認しようと羊水穿刺《ようすいせんし》＊をすると決めた。彼女が男の子を妊娠しているのがわかった。レヴィン医師に彼女は依頼主の両親と一度話をさせてほしいとたのんだ。子どもが健康な男の子だと話すと、彼らは喜んだ。

＊訳注　性別・染色体異常を調べるために、妊婦の子宮内の羊水を採ること。

エリザベスは自分の立場が変だと気がついた。依頼主の夫婦と話をし、彼らの子どもが彼女のお腹で成長しているのに、彼らの名前も知らなかった。しかし、もうこのプロジェクトに深くかかわっていたので、彼女は振り出しに戻る訳にはいかなかった。

陣痛が始まると、夫とともにルイヴィルに飛んだ。ケンタッキー州ルイヴィルで出産しなければならなかった。依頼主である両親が出産に立ち会うために分娩室に入ってきたとき、彼女は初めて二人に会ったのだった。エリザベスは数日後、裁判所に行き、赤ちゃんに対するすべての法律的権利を放棄するという書類に署名した。

その時点で、彼女は大変に幸せで、成し遂げたことを誇りに思っているようだった。

しかし驚いたことに、八年後、エリザベス・ケインは百八十度方向転換した。医者（彼女はベビーブローカーと呼んだ）、子どもの両親、弁護士たち、メディア関係者を含む全員に搾取されたと言った。「代理母に反対する全米連合」の支持者になり、『バースマザー　アメリカ初の合法的代理母』*という題の本を書いた。彼女の体験を本に非常に詳しく書き、百八十度の転換をした理由を説明した。

＊訳注　この訳書は、『バースマザー　ある代理母の手記』（落合恵子訳、共同通信社、一九九三年）。

おそらく、エリザベス・ケインは、体験しなければならないことに感情的な準備ができていなかったのかもしれない。彼女とかかわる人たちがみんな女性と子宮の赤ちゃんとの間の非常に微妙な結びつきに鈍感だった。その上、参考にできる先例もなかった。

一九八八年六月、ミネソタ大学で開催された全米女性学会の年次学会で、エリザベス・ケインは発表した。彼女のテーマは、「不妊症の搾取―女性たちの生殖技術体験」だった。ここで彼女は代理母の妊娠を、「創造ではなく、家族の分離」と呼んだ。彼女は著書やこの学会発表で自分が代理母になった状況と、その後の幻滅について説明した。

今まで彼女が話してきたことと異なる視点で語っていた。代理母募集の広告に応募すると、彼女は婦人科医、産科医、精神科医から評価された。彼らが彼女の体も精神も問題がないと判断するとすぐ依頼者夫婦の夫の精子を使って人工的に妊娠させられた。

二つの心理的検査のときに、赤ちゃんと彼女の絆についての話は何もなかった。彼女の三人の子どもにどう話すか、最後に赤ちゃんと別れなければならないことについて彼女がどう感じることになるのかもだれも彼女に話さなかった。

エリザベスは、一九六四年に結婚しないで娘を産み、(精神医学報告によると)「明白な問題もなく」養女に出したため、今度も簡単に彼女が子どもを渡すと思われたと明らかにした。

「彼らの一番の関心は、私が親としての権利を放棄できることだったようです」と彼女は話した。「私のことを彼らがただの生殖の道具だとしか考えていなかったのが今になってわかります」

彼女が質問することや、依頼主である子どもの将来の両親に会いたいと言うたびに、「ベビーブローカー」に雇われた弁護士に「契約違反」で訴えると脅されたと話した。「私は頭も心も持たないただの異常のない子宮にすぎなかった」

全部の手順を入念に計画したレヴィン医師は、精液注入の全プロセスを記録しようと、雑誌『ピープル』の男性写真家を明らかに雇っていた。レヴィン医師は写真を公表することは絶対にないし、記録のために使用されるだけだと彼女に約束していた。しかし、彼女が両足を広げ、精液を注入した看護師と握手をしている全ページ大の写真が雑誌に載っているのを見て彼女は衝撃を受けた。

写真撮影の割り当て時間がたくさんあったが、彼女は自分が搾取されているのに気がつきもしなかった。お腹の大きさが目立たないときから妊婦服を着せられた。彼女はフィル・ドナヒュー・ショー（訳注　米国テレビの人気トークショー。フィル・ドナヒューが司会者）に出演を依頼され、この偉大な冒険の一部を担っていることで自分は特別だと感じさせられた。

レヴィン医師は「彼女のプライバシーを守るために」仮名エリザベス・ケインを使い続けるように彼女に話した。彼はすべての広報依頼を仕切っていて、何を受け入れるか彼女を指図した。そのとき彼が妊娠について写真日誌をつけていることも彼女は知らなかった。分娩室にビデオカメラまで設置していて、出産が終わると、彼の代理店を通して全部の写真をメディア関係者に売ったことも明白だった。

出産してからすぐにフィル・ドナヒュー・ショーに二度目の出演をしたとき、自分の出産のビデオが上映されるのを見て彼女は衝撃を受けた。ステージの上に座ってその映像を見ざるをえなかった。数分後、「新しい」両親が電話をしてきて、彼らの戦利品にほくそえんだ。

彼女は妊娠期間中、懐疑的な視聴者に自分の体についてしたいようにできる権利を持っていると話していた。今、振り返ってみて、彼女は、依頼者である両親とレヴィン医師に「首から下を所有されていた」ことに気がついた。

彼女が決定的な侮辱だと呼ぶことが出産のときにあった。そのとき、レヴィン医師は「歴史的な出来事」を見守るためにたくさんの人々を部屋に招き入れていた。その中には彼の妻や秘書、いとこまでいた。依頼者である両親は到着が遅れたが、すぐに息子が彼らに手渡された。

出産後も代理母になることの報いについて話すためアメリカ中を引きまわされた。数ケ月後、他のテレビカメラや新聞記者の前に現れることができないと思ったとき、彼女はそれを弱気と呼んだ。そして徐々に自分の息子を引き渡してしまったことがわかり始めた。

「息子は一世代から次の世代に私の遺伝子を伝えてくれるでしょう」と彼女は言った。「私は二度と息子に会わないという権利を二万一、五〇〇ドルと交換してしまったのです」

エリザベス・ケインの最初の目的は、不妊の夫婦に養子に代わるものを提供することだった。しかし、子づくりビジネスが産業にまでなっているのに彼女はすぐに気がついた。

話変わって、一九八六年にもっと法律的に影響力の大きな別の事件が発生した。不妊夫婦が子どもを持つ助けを希望する女性募集のニューヨークの不妊治療センターが出した広告に、高校中途退学者で前バーダンサーのメアリー・ベス・ホワイトヘッドが応募してきた。彼女はごみ収集作業員と結婚し、二児の母親だった。

生まれてくる子どもの両親になろうとしていたのは、生化学者ウィリアム（ビル）・スターンとその妻で小児科医ベッツィ・スターンだった。ベッツィは厳密には不妊ではなかったが、複数の硬化症があり、妊娠期間に胎児の健康への不安があった。

ビル・スターンとメアリー・ベスは代理母の契約を結んだ。メアリー・ベスにビルの精液が注入され（訳注　人工授精型代理出産）、無事に出産すると、親権をビルの妻ベッツィのために放棄するという契約で、メアリー・ベスには一万ドルの報酬が約束された。伝えられるところでは、スターン夫妻はメアリーの写真を見ただけで選択したという。

一九八六年三月二十七日にメアリー・ベスは、彼女がサラ・エリザベス・ホワイトヘッドと名づけた女児を出産した。しかし、女児の身体の保護をスターン夫妻に移さなければならない二十四時間以内にメアリーは夫妻のところに行き、申し立てによれば、自殺するとおどし、赤ちゃんの引き渡しを拒んだ。

メアリー・ベス・ホワイトヘッドは、報酬を受け取らず、引き渡しを拒み、三ヶ月の赤ちゃんを連れ、夫と二人の子どもとともに姿をくらましてしまったのだ。スターン夫妻は、ホワイトヘッドの家族の銀行預金口座を凍結してもらい、逮捕状を請求した。夫妻はメリッサと名づけたこの赤ちゃんの引き渡しを求め訴訟も起した（訳注　メアリー・ベスは代理契約自体の無効を訴えた）。しかし、赤ちゃんのアイデンティティーを守るため、この子はベビーMと呼ばれた。

この事件は、注意を要する倫理的問題を議論する感情的な劇的要素が一杯の、注目を集める裁判になった。裁判で、ビル・スターンはメアリー・ベスとした電話での会話のテープを提出した。そのときの会話で、メアリー・ベスは金を要求し、スターンが彼女の要求を聞かなければ自殺すると、赤ちゃんも殺すと脅していた。

これは恐喝だったのだろうか。

裁判所によって任命された精神科医たちは、メアリー・ベスは母親には不適格だと宣誓証言した。それに対し、法廷外では、さまざまな権利グループに属する活動家百二十一人がメアリー・ベスの精神状態を評価するために呼ばれた精神科医の主張や、専門家たちの意見に反論した。

一九八七年三月十二日に、この女性の権利活動家たちは、「このような基準では、私たち全員が母親として不適格」という題の文書を発表した。専門家のそれぞれの証言を引用した文書だった。アンドレア・ドーキン、ノラ・エフロン、マリリン・フレンチ、ベティー・フリーダン、*カーリー・シモンズ、スーザン・ソンタグ、グロリア・スタイネム、**メリル・ストリープ〔訳注〔一九四九年～〕米国の女優〕、ヴェラ・ビー・ウイリアムズ、その他が署名した文書で、「私たちは……立法者や法律家に……母親が子どもに値するように完ぺきである必要がないことを認めるように強く要求する」という声明で締めくくっていた。

*訳注〔一九二一～二〇〇六年〕米国の女性運動家。一九六三年の著書『新しい女性の創造』がウーマン・リブ高揚の契機となる。六六年、全米女性機構〔NOW〕を設立。

**訳注〔一九三四年～〕米国のフェミニズム運動家、作家、雑誌『Ms.』を創刊・編集〔一九二七～八七〕。

法廷ではメアリー・ベスに代わってキャシディー弁護士が最終弁論をして、契約書の実行のほうを重視して裁定を下すのは、アメリカのある階級による他の階級の搾取を導くことになり、「小児科医の子どもを生まなければならないのは、いつも清掃作業員の妻になる」と警告した。

最終的に、ニュージャージー州の最高裁判所はスターン夫妻に有利な判決を下したと言えるだろう。ビル・スターンは養育権（親権）が認められ、ホワイトヘッドは訪問権のみだった〔訳注　本書「第1章　はじまり」の中の「ベビーM事件」の訳注参照〕。ビル・スターンの妻ベッツィについては考慮されなかった。メリッサが十八歳になり、スターン家だけの家族でありたいと彼女が決めたとき、ベッツィを法的母親にするために必要な処置を取った。*

＊訳注　ニュージャージー州の最高裁判所は八八年にメアリー・ベス・ホワイトヘッドを母親と認めていた。

だが、ベビーM事件は、以前に考えられなかった問題について考えさせることになった。フェミニスト、ローマカトリック教徒、人権活動家、法律専門家、みんなが論争に加わった。妊娠する子どもに対して代理母の権利という興味深い問題についてである。代理母は契約で出産前でも親権を与えられるのか。代理母がこの決定をできたのか。代理母は気持ちを変える権利があったのか。もしこれが認められると、依頼したこれからなろうとする両親を搾取することになるのか。

三年後、メアリー・ベスは『ロサンゼルス・タイムズ』（訳注　ロサンゼルスで発行されている代表的朝刊紙。一八八〇年創刊）のインタビューに応じた。彼女は再び歩み始めていた。今では新しい夫がいて、彼の子を妊娠していた。そして代理母の経験について話している。

「ビル・スターンは小さな部屋に入り、数分で精液の入ったコップを持って出てきました。私は世界を助ける方法だと思っていました。本当に、私はバカでした！　精液を注入され、四十五分間、空中に両足を開いて横になっていました。そうすれば妊娠が容易になると言われたからです。私は妊娠し、ずっと吐き気がし、痛みにも耐え、胎児をいたわりました。ビル・スターンが何をしたと言うのですか。コップに精液を入れただけだった」

二十五年後、みんなが歩み続けていた。ベビーMと呼ばれたメリッサは結婚し、イギリスで暮らし、医療作家になっていた。二〇一二年三月に『レコード・コラムニスト』のマイク・ケリーはインターネットのノースジャージー・ドット・コムに事件について次のように書いた。

「事件で生じたやっかいな問題は政府、法廷、関係者の間で、今でも波紋を起こしている。この問題は、つまるところ、多くの人にとって代理出産が赤ちゃん売却ではないか、ということだ」

メアリー・ベス・ホワイトヘッドの弁護士の一人は、代理出産を「再生産売春」と呼び、こう語った。「メアリー・ベスは闘いをあきらめてしまった。果たされたことが果たされたのです。彼女は子どものために闘った。彼女は戦いに勝利し、戦いに負けたのです」

ベビーM事件の結果は、今でもアメリカの代理出産の取り決めに国の基準がないということである。エリザベス・ケインやメアリー・ベスの体験はアメリカの立法者たちに代理出産のプロセス全体を再考させた。

多くの法律の専門家や代理母を熱望する両親は、ベビーM事件の結果がアメリカの代理出産を地下にもぐらせてしまったと主張している。現在アメリカで、一人の赤ちゃんにたいてい一〇万ドルという高額な費用を払わなければならないので、非常に金持しか代理母を雇う余裕がない。その費用を払う経済力がなく、不確かなことにかかわりたくない中流階級のアメリカ人は、法律がアメリカよりゆるく、もっと費用がかからない国々で代理母を見つける。

受益者はインドやタイのようなアジアの国々である。

インドでは、すべての代理母が体外受精で妊娠する。つまり、代理母が子宮に妊娠する子どものの卵子提供者になれないということである。このことは代理母が妊娠する子どもと遺伝学的関係がある場合にありえる親密な絆を弱めると考えられている。卵子のドナーは、だれが卵子を使うか知ることはほとんどないし、代理母の子宮の子どもは、生まれるとすぐに代理母から取り上げられる。すべてにおいて、契約が何にも勝り、代理母は出産する赤ちゃんを要求する権利を持たない。

第3章

第一歩

二〇一二年三月　インド　ハイダラーバード*

＊訳注　アーンドラ・プラデーシュ州とこの州から分割され二〇一四年創設されたテーランガーナー州の州都。

キャシーはつま先のでたサンダルを脱いで、はれあがった足をこすった。浴室に行き顔に冷たい水をはねかけた。へとへとに疲れていた。薄い白い上着が体格のいい体にはりついていた。ホテルのベッドにもたれ、テレビをつけた。彼女にはテレビに何の興味をわかなかったし、英語のニュース番組を見ても同じだった。

もう一ヶ月間、ハイダラーバードに滞在していたが、まだアメリカに帰る準備ができなかった。騒音、砂ぼこり、暑さ……それにあてにならないこと。もうたくさんだった。夫のデニスは二日前にこの地を去ったが、彼女はここにいて、この状態を切り抜けなければならないとわかっていた。インドを去る前に赤ちゃんの最初の心臓の鼓動を聞いておかなければならなかった。

「キング夫人、本当にもうアメリカにお帰りになれます」と一週間前に医者から言われた。「体外受精は成功し、四つの生存能力のある受精卵ができています。あなたの代理母に二つを移植し、もう二つは冷凍保存します。何か問題があれば、電話しますから、いつでも戻ってこられます」

しかし、キャシーは去りたくなかった。あまりにも多くの時間、努力、気持、金をこのことに注いできたので中途半端にしたくなかった。もう少しの間、待つつもりだった。

彼女とデニスは初めグジャラート州のアーナンドにねらいを定めていた。オープラ・ウィンフリー・ショー（訳注　第1章「はじまり」の「二〇一一年十二月　アメリカ　ニュージャージー州」訳注参照）でスポットをあてて扱っていた同じ病院、「アカンクシャ不妊治療クリニック」に行こうと思っていた。しかし、それからインドに行った経験がある何組かの夫婦とインターネットで会話を始めた。どの夫婦も異なる長所やさまざまな体験を話してくれた。最終的にミルウォーキー（訳注　米国中西部のウィスコンシン州最大の都市）のメアリーとピーター・デレク夫妻が推薦するところにしようと決めた。夫妻はインド南部アーンドラ・プラデーシュ州のハイダラーバードにあるこのクリニックを絶賛した。

「あのクリニックの人たちは非常にプロで、値段もそれほど高くないのよ」とメアリーは言った。「代理母に健康な若い女性を見つけてくれて、何もかもが円滑にいったわ」

メアリーは、彼女の卵子に生存能力がなければ病院の人たちが卵子提供者まで見つけてくれると約束してくれていたが、幸運にも自分の卵子を使うことができたこともキャシーに個人的に話してくれた。キャシーはネット上でデレク夫妻とふたごの赤ちゃんの写真を見ていた。みんなとても幸せそうだった。

メアリーと夫のピーターはキャシーやデニスより少し若かったが、同じように少し太りぎみだった。彼らがインド人の代理母から、あのような健康な白人のふたごが授かれるのなら、自分とデニスにも可能だろう。

しかし、いつも脳裏にある不安に悩まされた。うまくいかなかったらどうしよう。彼女は四十三歳だった。（彼らの仲介者がかなり細かい心づかいをして説明した）「遺伝物質」を買う必要があったらどうしよう。デニスは「受胎能力あり」と証明されていたが、彼女の方はそうではなかった。デニスとこのことを話し合おうとした。しかし彼はあまり話をしない男で、同じことを繰り返されるのが我慢できなかった。

「おまえ」と彼は言った。「私たちは決めたのだ。インドに行って、おまえのために子どもをつくろう。それだけだ。子どもは私たちの子になる。インドでは母親として出生証明書におまえの名前を書いてくれる。ニュージャージー州のようにおまえが子どもを養子にする必要もない」

兄と結婚している親友メーベルに話してみた。彼女は先を読んで行動するところが多少あった。「キャシー、あなたは正しいことをしようとしているわ」とメーベルは言ってくれた。「ニュージャージーで代理母を雇おうなんて考えないで。ベビーM*のこと覚えているでしょう。あなたはあんな闘いはできないでしょう。それに今はゲイの夫婦と彼らが雇った代理母の間で訴訟事件が起きている」

＊訳注「第1章　はじまり」の「ベビーM事件」訳注と「第2章　アメリカでの代理母の先駆者たち」の「エピソード1」参照。

もちろん、キャシーはベビーM事件について知っていた。キャシーは当時、高校生で、代理母が赤ちゃんをつれて逃亡し、頼んでいた両親を恐喝したというインパクトの強い事件を覚えていた。インドでは医者たちが代理母を完全にコントロールしているので、そのようなことは起こったことがないと彼女は聞かされていた。事実、代理母が妊娠すると、自宅に帰ることも許されず、赤ちゃんを出産し手渡すまで、保護施設で暮らさなければならなかった。

キャシーは新聞に数回載っていたまだ解決していない最近の事件についても知っていた。ゲイのカップルが依頼する子どもの代理母として二人のうちのどちらかの姉を雇った。彼らは匿名のドナーの卵子と未知の男性の精子を使った。しかしこの代理母は出産したふたごの女の子と生物学的つながりはなかったにもかかわらず、子どもの養育権を望んだのだった。訴訟事件は解決が長引いていた。

インドに行くことになってよかった！

電話が鳴った。メーベルからだった。

「キャシー」とメーベルは動揺しているようだった。「あなたには悪いけれど、何かあなたの準備になればと思って。郵便物を見てくれる。インドの新聞に載っていた記事を郵送したから。不安になる記事だわ。代理母から生まれた赤ちゃんを連れてインドから出国できなくなっているアメリカ人女性についてなの。赤ちゃんのビザがもらえなかったらしく、失望のあまり、パスポートオフィスにその赤ちゃんを置き去りにしたの。この件をよく調べて、何が原因だったかつきとめるといいわ」

キャシーは半分荷物を詰めたスーツケースをそのままにして、家の郵便受けを開けた。不安で一杯になりながら、リンダ・グリーンについての記事を読んだ。インターネットでリンダ・グリーンについて検索し、彼女の問題について可能なかぎり情報を集めて読んでみた。

Ｊ・パール・リンダ・ヴァン・ビューレン・グリーン、三十五歳、ニューヨーク市民は、明らかにインド人代理母から生まれた息子をインドから出国させるのに必要な書類についてきちんと説明を受けていなかった。赤ちゃん、エンパラー・カイオユス・ヴァン・ビューレン・グリーンはインドで生まれたので、自動的にインド人パスポートが取得できると彼女は思っていた。インドの代理出産の規定によると、代理母から生まれた子どもは、もう代理母の責任でも、インド政府の責任でもなかった。彼女はインドから息子を連れ出すために、出国ビザと依頼した両親のどちらか一人と息子が遺伝子のつながりがあることを証明する重要な書類を持っていなければならなかった。

リンダの夫はアメリカ在住のジャマイカ人だった。飛行機に乗るのに極度の恐怖心があったので、妻といっしょに代理母を見つけにインドに行くのを拒んだ。そのためリンダは夫の精液のサンプルを七つ持ち、インドに一人でやってきたのだった。ムンバイとゴアで数回、努力してみたが失敗し、残りの精液のサンプルを持って、ハイダラーバードに到着した。この都市にある不妊治療クリニックで、地元の女性が提供した卵子と、持ってきた夫の精子を使い、別の地元の女性が代理母となり、彼女は妊娠した。

リンダは息子エンパラー・カイオユスのパスポートを申請したとき、衝撃を受けた。赤ちゃんはインド人でないので、パスポートを受理する資格がないと告げられた。

二〇一二年一月二十七日付けの『タイムズ・オブ・インディア』（訳注　インドの英字新聞・全国紙）のハイダラーバード版に掲載された記事は次のようなものだった。

「グリーンさん側ではアメリカのように、インドで生まれた子どもはインド人となるので、インド人パスポートを受理する資格があると考えていた。不妊治療クリニックの職員は、子どもの誕生後初めて父親の国籍について事実を知り、出生登録の手続を始めた」

出生登録には父親と母親の名前が必要とされるだけであるが、政府は、赤ちゃんのパスポート申請のために両親の国籍とパスポートナンバーも要求した。この時点でリンダは最初の困難に直面した。夫のパスポートのコピーを持ってきていなかったのだ。

それから次に、本当にショックなことがあった。認可された機関でＤＮＡテストを受けてもらうために彼女の夫がインドに滞在している義務があると言われたのだ。インドの法律では、子どもは出国ビザを得るために、両親のどちらかと遺伝的つながりがあることを立証する証明書が必要だと言われた。しかしリンダは、ＤＮＡ検査を受けに夫がインドに飛行機で来られなかったので、最も重要な証明書を提出できなかった。

リンダは赤ちゃんの遺伝子の半分はインド人で、インド人の母親から生まれたのだから、インド人パスポートを受ける資格があるとの説得を試みた。しかし、インドでは卵子のドナーも代理母も権利を持たず、法的責任もないので、インド人の遺伝子はまったく重要ではないと言われたのだ。

リンダ・グリーンは首都のデリーに行き、重要な書類、すなわち、出国ビザのスタンプを押したパスポートを必死に手に入れようとした。最終的には、彼女に「必要な便宜」をはかるように要請する公文書を持たされ、ハイダラーバードのパスポートオフィスに戻された。

リンダはハイダラーバードに帰って、地域のパスポートオフィスに行き、「タットカル」、つまり

「緊急枠」で子どものパスポートを申請した。四日後の一月二十三日に受け取りに来るようにと告げられた。その日に行くと、彼女の件が再び行き詰まっていて、解決の方法がないようだった。彼女は、本当の欲求不満から、パスポートオフィスのベンチに生後七週間の赤ちゃんを置いて宿泊先のホテルに帰ってしまった。

パスポートオフィスの職員たちはパニックになった。いつも決まったようにオフィスに来ていた人たちに尋ねてリンダを追跡した。赤ちゃんを連れてほとんど毎日パスポートオフィスにきていたので、多くの人が彼女を知っていた。職員たちは赤ちゃんが生まれたクリニックに連絡をとり、そこの人たちからホテルの彼女に連絡がとれた。赤ちゃんを連れに来るように話し、特別な配慮で必要な書類を渡すと約束して、彼女を安心させた。

『タイムズ・オブ・インディア』の記事は、次のコメントで結ばれていた。「事件は、代理出産や、それに適応される法律についてもう一度、スポットライトを当てた。母親が逆上してわが子を捨てられることが気にかかると専門家たちは語る。彼らは、代理出産で生まれた子は、インド市民ではなく、万一、男の子、あるいは女の子でも遺伝学上の親に置き去りにされると、定義上、生まれたときに難民になると指摘している。代理母に関する法律の専門家たちがインドで代理母を求める夫婦に厳しい法律を要求してきたのは、このような理由のためである」

リンダは遺伝学上の親ではないから赤ちゃんを捨てたのだろうか。赤ちゃんを望まないのであれば、どうして多くの困難を経験し、また、多額の金を使ったのだろうか。

夕方遅くデニスが帰ってきたとき、キャシーは恐怖で体を震わせていた。彼は記事を読み、二人でインドに行くのだから全部まったく問題がないと言って妻をなぐさめた。遺伝子の一部がインド人のドナーのものでも、赤ちゃんは二人のうちの一人のＤＮＡを持っているから、まったく問題はないだろう。

ハイダラーバードに二人が着いたとき、キャシーはすべて準備ができていると思っていた。下調べも済ませていた。長い間、他の両親やクリニックを利用している夫婦と連絡を取り合っていた。一つのクリニックにねらいをつけてから、電話で数回ほど医者やカウンセラーたちと話もした。必要な手続きも正確に知っていたし、気候や、クリニックの内外で遭遇するかもしれないさまざまな問題に対しても準備しておく必要があるのもわかっていた。

しかし、実際にハイダラーバードに来て一日もたたないうちに、準備が何もできていないと思う体験をすることになった。今回が二人にとり初めてのインド旅行だった。暑さ、ほこり、街の混乱を予想していたが、実際はそれをはるかに、もっとはるかに超えるものだった。ホテルはなかなか快適だったが、不妊治療クリニックでは困惑することばかりだった。物事が動き出すまでプラスチックのいすにすわり、何時間も待たされた。そして物事がいったん動きだすと、いつも大混乱のあわただしさだった。

二日後、キャシーの卵子は生育能力がなく、卵子をドナーから買わなければならないとわかった。匿名の卵子提供者がいることについては二人ともまったく知らされていなかった。

「ドナーの卵子が健康で、病気がないことを私たちが保証します。私たちは肌の色も合うように最善の努力をしています。これ以上何を望まれますか」と医者の一人が思いがけなく言った。「これはとてもよい方法です。子どもはあなたたちだけの子になります。あなたたちが遺伝学的素姓をたどる方法はありません。ですから何の混乱も起こらないのです」

キャシーはとても動揺した。こういうことがあるだろうと全部わかっていた。彼女は心の準備もしていると思っていたが、現実は予想を超えていた。デニスはもうやめようと言い出した。しかし彼女はそれを望まなかった。何があってもこの赤ちゃんを授かりたいと決めていた。

翌日、二人は重要な第一歩を踏み出す準備をしてクリニックに行った。第一に金だった。最初の頭金を払うと、非常に急スピードで物事が動いた。体外受精にデニスの精液とドナーの卵子が使われた。代理母と彼女の家族にも会って、彼女との契約書に署名した。

代理母、シュリマティは十歳の娘と十二歳の息子がいる色白の小柄な女性だった。夫はレンガ職人で、最近、心臓手術を受けていた。シュリマティは代理母になるのは初めてだった。彼女は少し気後れしているようだった。

デニスも建設業の仕事をしていたので幸せだった。「私は大工です」と両手でノコギリをひく動作をしながらデニスはシュリマティに話した。「わかりますか。私も家をつくっているのです。木で」

シュリマティはおびえたようにほほ笑んでうなずいたが、わかっていないようだった。医者がテルグ語で何か話したが、まだ、動揺しているようだった。

「デニス、かわいそうに、こわがらせないで」とキャシーが言った。「そのようなことはどうでもいいことだわ。契約書にサインして帰りましょう」

そして処置が終わった。代理母に三つの授精卵が移植された。一ヶ月かそこらで子宮がいくつ受けつけたかわかるだろう。

キャシーはため息をついた。そう、もう数週間はここに滞在する予定だった。おそらくその間を出来るだけ利用したほうがよいかもしれない。ショッピングに行くとか、観光をするとか。自分が妊娠したわけではなかったのだから！

インド　バンガロール（ベンガルール）

ラジャパは怒った。「取り決めを解消するとはどういうことだ」。彼の声が数段大きくなった。妻のシャラダは夫の手に触れた。「怒らないで」と妻はささやいた。「私たちの子どもの命にかかわる問題ですから。この人に穏やかにたずねてください」

しかしラジャパは妻の手を振り払った。「決めたことは、決めたことだ」とカウンセラーのマリニに言った。「最初のスキャンが終わったら四分の一の額を払わなければいけないと言っていたのに、あんたは、今、全額払えという。私がどうして全額払えるか言ってみてくれ。あんたが私に赤ん坊を引き渡してくれる何の保証があるというのだ。クマール先生と話がしたい。医者と話がしたい」

しかし、カウンセラーはとても落ち着いていた。「ご主人」と言った。「このようなことをあなたが続ければ、あなたが赤ちゃんを得る保証はありません。あなたが私と同じ故郷出身なので、本当に私たちはとても割引をしました。私はクマール先生に強く推薦もしました。受精卵が移植され、あなたの代理母は最初のスキャンを受けに行く準備ができているのです。でももし支払っていただけないなら、先生は取り決めを解消せざるをえなくなるかもしれません」

「取り決めを解消するとはどういうことかしら」とシャラダは夫につぶやいた。「あの人たちが……するということを彼女は言っているのでしょうか」とシャラダはこわすぎて質問を全部言えなかった。

シャラダは夫にクリニックと代理母との署名の入った契約書のコピーをくれるように強く言わなければいけないと話していた。しかしそのときマリニは形式上の手続きを終える必要があるので、時間がかかると言っていた。

「どうしてですか。奥さん、私たちを信用できないのですか」とマリニはたずねた。「私たちがどうしてあなたたちをだますのですか。あなたたちの苦しみがわかります。あなたたちを助けるために私たちはここにいるのです。さあ黙って家に帰ってください、次に来られたときに、契約書のコピーをお渡ししますから」

あのとき、クリニックのみんながとても優しく、助けになった。みんなから親切に説得されて、ある意味、代理母の家に付属しているようなこの小さなクリニックで体外受精をしてもらおうと夫婦は納得して決めたことだった。シャラダにはためらいもあった。もっと大きなクリニックに行きたいと思っていた。どういうわけか、シャラダはこのクリニックがあまり信頼できなかった。

しかし、マリニはラジャパについては議論にとどめを刺した。

「大きなクリニックの全てがあなたをだまします」と彼女は言った。「いいですか。あなたはここの言葉が話せません。たくさんのお金をだまし取られ、あなたに何の保証もしてくれないでしょう。ここなら私たちは家族同然です。クマール先生は代理母の家の人たちにとても親しいのです。だから私も先生を知っています。先生はあなたの代理母のことも見守ってくれます。注意深く検査もしてくれます。それに、私たちはほぼ一〇〇％の成功率です。いいですか、奥さんはあまり若いとは言えません。ですから奥さんの卵子の扱いを私たちはとても気をつけなければいけないのです。あなたが私たちを信頼してくれれば、きっとあなたも成功します。それに、ご主人」とマリニはラジャパの耳元でささやいた。「あなたもテルグ語を話します。あなたを見ると私の伯父さんを思い出します。先生にあなたの料金をもっと割り引いてもらいます」

ラジャパは納得させられた。マリニたちは彼と同じテルグ語を話した。そして、金を払う価値があることを保証してくれていた。そのことがラジャパには一番重要だった。彼はこのクリニックにしようと決めた。もう少し料金を交渉し、特別割引にしてもらった。

病院の人たちはシャラダに卵巣を刺激する薬物をぬり、ラジャパの精液のサンプルを受け取った。シャラダが卵子を取ってもらう簡単な外科手術を受けるまで二人はバンガロールのロッジに滞在した。体外受精が終わると、医者から、四個のよい受精卵が見つかり、そのうちの二個を代理母に移植すると言われた。

夫婦はそれからバンガロールを去り家に帰った。シャラダはこの最後の望みをかけた試みが成功するように祈るためにいつかの寺院にお参りをしたかった。ラジャパは一ヶ月以上あけていたので、しなければいけないビジネスがあったし、仕事場では仕事がたまっていた。

二人はその時点では契約書についてあまり気にしていなかった。


一ヶ月と少したってからクリニックから電話があり、赤ちゃんの心臓の鼓動が聞こえると連絡があった。ラジャパとシャラダは急いでバンガロールに戻った。代理母は代理母の家から呼ばれてスキャンを受ける準備ができていた。しかし、その前にマリニがちょっと二人と話をしたいということだった。

そして爆弾発言があったのだ。「先生が今、あなたたちに全額の支払いを希望されています」と言った。「ちょっと困ったことがあって、先生がお金を必要としています」

ラジャパは怒った。そのような公明正大でない仕事のやり方に我慢できなかった。「どうして私が金を払えるか」と強く言った。「どんな保証を私にしてくれる？　私に契約書も渡しもしないで。最初からあんたたちを信じるべきじゃなかった」

前に来たときは大変に礼儀正しく、親切だった人たちみんなが今度は違った態度だった。マリニは強硬な態度を取り始めた。ラジャパは感情が爆発してしまいそうだった。

「あなたたちが私たちを信用しないのなら、私に何が言えますか」と冷淡な表情でたずねた。「あなたがお金を持っていないのなら、最初からわざわざここにくるべきではなかったのです。お金がかかるのはあなたもわかっていたのに」

「きみ、私が金をもっていないような言い方はやめてほしい」とラジャパはずっと体に引き寄せていた書類かばんをたたきながら言った。「私たちが最初に話し合いで決めた時点で払うだけだ」

シャラダは夫の腕に手を置いて、何か言おうとした。

ラジャパは妻の手を払いのけた。「私に話を続けさせてくれ」と怒りをこめてささやいた。「こういう人間の扱い方を知っている」

マリニとラジャパの会話は三十分間続いた。クマール医師はいなくなっていた。

シャラダは両目を閉じて、祈っていた。夫がかっとなって何もかもぶち壊してしまうのを望んでいなかった。彼女は夫も同じように赤ちゃんを欲しがっているのがわかっていた。数日前にシャラダが体外受精について話すのを聞いて、いとこが人から聞いた気になる話をしたが、シャラダはつまらない疑いの種を断固として打ち消した。このいとこはそれまで代理母について何も知らなかった。

「そのような体外受精クリニックには気をつけて」といとこは言った。「全部、金儲けが目的だから。チェンナイの大きな病院でも、成功率を上げようと急いで、あなたの受精卵でないものを、あなたのだとごまかすのだから。このことは、そういうクリニックで働いている医者から聞いた話だけど」

シャラダはこのとっておきの話を夫に伝えなかった。二人は今度の計画を実行すると決めていた。

今はもう赤ちゃんが代理母のお腹の中で成長していた。夫婦の目的はただ一つ、赤ちゃんが生きて、健康に育ち、生まれたら家に連れて帰ることだけだった。

「わかった」と夫が不機嫌そうに言うのを聞いた。「最後に払う予定だった額の半分をこの場で払う。しかし、あなたたちには責任をもって約束どおりのことをしてもらいたい。毎月、スキャンがあるときには妻も私も立ち会いたい。前もって日時を必ず知らせてほしい」

シャラダは夫が書類かばんから金を取り出すのを見て安堵した。

マリニはにこやかだった。

医者たちやカウンセラーたちの態度もすぐに変わった。

「奥さん、来てください。あなたたちの代理母がスキャンを受けるところです。見てください」とマリニは立ち上りながら言った。「さきほどのことは忘れてください。これからは何もかも順調にいきます」

「彼女はどんな具合ですか？　代理母は？」シャラダは心配そうにたずねた。「大丈夫ですか。よく食べていますか。キニーネ*入りの炭酸水は必要ないですか。果物は？　何か必要なものがあれば、言ってください」

*訳注　キナの皮から精製した結晶性アルカロイドの一種。白色の粉末で苦味がある。解熱、強壮、健胃剤として用いられる。

「大丈夫、大丈夫です！」とマリニが答えた。「ご自分の目でごらんになってください。さあ来て」

スキャンの機械があって、スキャン担当医がいる部屋に夫婦は案内された。代理母がお腹を出してベッドの上に横になっていた。

彼女は二十代半ばの背の高い、体格のよい女性だった。これから親になるシャラダたちと同じように黒い肌をしていた。

「実際に代理母の肌の色と容貌はまったく重要ではありません」と契約書に署名をしていたとき、マリニから聞いていた。彼らは代理母マンジュウーに初めて会った。

シャラダは驚いてマンジュウーを見つめた。代理母が自分とすべて異なり、色白で小柄な女性であることを心の奥底で密かに望んでいたからだった。雇った代理母のきれいな顔つきが多少赤ちゃんに伝わるかもしれないと願っていた。マリニはこのようなことを知っていたのだろうか。

いや、明らかにマリニはシャラダの密かな願いにまったく気がついていなかった。現にマリニは赤ちゃんが代理母の遺伝学的特徴を持たないとシャラダを安心させようとしていた。

「赤ちゃんはあなたたちの卵子と精子でつくられたのでお二人だけに似ることになります。マンジュウーはあなたたちの赤ちゃんを妊娠しているだけです。赤ちゃんの創造には無関係なので、肌の色や顔つきは奥さんやご主人に似ることになります。もちろん偶然にあなたたちのどちらにも似てないこともありますが、祖父母や、他の親戚に似ているかもしれません。奥さん、色白の親戚がいますか」

「います！」シャラダは色白を熱望して答えた。「私の祖母はとても色白です。おそらく赤ちゃんは祖母に似るかもしれません」

「シー！」医者の声だった。「聞いて。あなたたちの赤ちゃんの心臓の鼓動を聞いてください！きれいで、強い」と女医は夫婦にほほえんだ。「見て、見て」彼女はマンジュウーのまだ平らな腹部にスキャナーを押しつけた。「あそこのあの小さいものが見えますか。あれがあなたたちの赤ちゃんです。元気なようです」

「心配しないで、ラジャパさん！」とマリニが言葉を添えた。「健康な赤ちゃんを連れて家に帰れますから。あなたはここで使ったお金のことを思い出すこともなくなります。でもこの赤ちゃんは一生、あなたと一緒です」

シャラダはマンジュウーと数分でも過ごしたかった。どのような気分か、ちゃんと食べているかどうか聞きたいと思った。マンジュウーが自分の娘のような気持ちになりそうだった。それはばかげているとシャラダは気がついた。彼女は雇われた女性だった。家事手伝いとして雇われる女性たちと同じだった。そのうえ、彼女はカンナディガ（訳注　インドの部族名）だった。シャラダはマンジュウーが話す言葉ができなかったので、思いを伝えることさえできなかった。しかし、この女性は二人のために非常に特別なことをしてくれていたので、そのことを絶対に忘れるべきでなかった。

シャラダが話しかける前にマンジュウーはベッドから起きて立ち去った。それでもシャラダは後を追って、そっと手に一〇〇ルピーを握らせた。「何か果物でも買って」とささやいた。「あなたは赤ちゃんのために強くないといけないのだから」

夫婦は次のスキャンの日時を確かめてからクリニックを出た。「スキャンのたびに毎回お出でになる必要はありません」とマリニが言った。

「ですが私は来たいのです」とシャラダが答えた。

「他に私にどんな仕事があるというのですか。私たちの赤ちゃんの成長を見にきたいのです」

オート・リクシャーに乗って帰りながら、シャラダは今までのたくさんの失敗のことを考えていた。彼女が父方の叔母さんの息子ラジャパと結婚したのはまだ十八歳のときだった。五年たっても子どもに恵まれなかったので、二人は初めて不妊治療の専門医のところに行った。その後はずっと通ったが、最後まで成功しなかった。無事妊娠して希望にあふれたときもあったが、その後、流産して絶望のときを迎えた。薬には吐き気をもよおすものや、体を膨張させるものがあった。子どもを生めないため、社会的不適格者だと彼女に思わせるような親戚がいた。それに夫に再婚を勧める人たちもいた。

「おまえのビジネスや全部の金をだれが相続するのだ？」と彼女自身の伯父さんがラジャパに聞いていたのをおぼえていた。「シャラダはよい娘だ。放り出してはいけないが、もう一人、おまえに息子を生んでくれるもっと若い娘を嫁にもらえ」

それからシャラダの妹には二人の息子がいるが、その一人、幼児の息子を養子にしてはどうかと申し出があった。ラジャパもその申し出に賛成だった。しかし、彼はいくつかの条件を出した。子どもはラジャパとシャラダだけの子になり、本当の両親については子どもに絶対に話さない。子どもの育て方について絶対に口出ししない。条件のリストは長く、受け入れてもらえなかった。妹は申し出を断ってきた。それだけでなく、シャラダと口をきかなくなってしまった。

このようなことがあったので二人は金や健康面でどんなに犠牲を払っても、自分たちの子どもを持とうと決めたのだった。そしてあまりにも辛い多くの年月がすぎたが、今やっと夫婦の夢が実現しそうだった。シャラダは今までにとても多くの寺院にお参りをして、夢が実現したときにはゴールドやお金を捧げると神様に約束していたが、今、心の中でもう一つ加えていた。

「グルヴァユラッパン」（訳注　グルヴァユル寺院の神）と無言で祈った。息子の一歳の誕生日にあなたの寺院に息子を連れていきます。息子の体重ほどの重さのお砂糖をあなたに捧げます」。それから間違いを訂正した。「もし娘なら、私はそれでもかまいません。あなたのところにその娘を連れていきます」

インド　ムンバイ

マニーシャーは疲れ切っていた。この三ケ月で生活がまったく激変した。夫のシャムを納得させるのは容易ではなかった。皮肉なことに、シャムはずっとムンバイに行きたがっていたことがあり、そのときはマニーシャーがしりごみをしたのだった。二人も子どもがいて、ちゃんとした仕事がないのにムンバイで暮らすのはとても難しいとわかっていたからだ。

今、彼女の方が行きたがっていたが、シャムが反対だった。彼女がしようとしていた「仕事」に嫌悪感を持っていたからだ。それに妻に依存したくもなかった。

「おまえがそのようなことをして、再び私は村で尊敬され暮らしていけるのか」と彼は聞いた。「そんなのは仕事じゃない。おまえの姉さんは汚いことをしていて、おまえにもさせたがっている」

「誰にも知らせる必要はありません」マニーシャーは答えた。「私があなたに話さなければ姉がどうやって収入を得ているかあなただって知らなかったでしょう。あなたが口を閉ざしていれば、だれにも知られないし、私たちも金持になれます」

「おまえの姉さんは恥というものを知らないのだ。生活をしていくのにもっとまともなやり方がいくらでもある」シャムは腹立たしそうに言った。「おまえは外国人のために赤ん坊を生みたがっていて、私が何もしないで、側で見ているのを望んでいる！　そんなことのために金を使って、わざわざムンバイに行く必要はない。おまえはカトマンドゥーでもぶらぶらしている外国人をつかまえられる」

「姉の悪口を言わないで。姉はそうやって家族を養っているのだからりっぱだわ。恥じることなど何もないわ。一度も男の人と寝たこともなかったのだから。赤ちゃんが注射でつくられ、他の人のために姉はその赤ちゃんを妊娠しただけなの。赤ちゃんは姉の子どもではない。姉は赤ちゃんを見ることも許してもらえなかったのだから」

　二ケ月後、マニーシャー一家はムンバイ行きの列車に乗っていた。ビーナが切符を送ってくれたのだった。村の家族にはムンバイに行く本当の理由を話さなかった。みんなはビーナが大都会でよい仕事を見つけてくれ、運を好転させるためにムンバイに行くのだと考えた。

駅に出迎えに来てくれたビーナは非常に興奮していた。マニーシャーから生後十ヶ月のダルヴァを奪い取るように抱き上げ、もう一方の腕で妹をきつく抱きしめた。「わかっているでしょう」とビーナはマニーシャーの耳元でささやいた。「あなたは明日、医者ともう約束が入っているのよ。あなたが送ってきた家族写真を一目見るなり、すぐに連れてくるように頼まれたの。私たちを待っているクライアントが何人かいるの！　それってわくわくしない？」

マニーシャーはただうなずいて、泣き叫んでいる幼いダルヴァを自分のほうに抱きよせた。マニーシャーはまだ若い娘のころに姉を訪ねてムンバイに来たことがあった。この日と同じように、当時のボンベイ中央駅〔訳注　現在は「ムンバイ中央駅」〕の絶え間ない騒音と大混雑に圧倒された。マニーシャーの小さい娘リサは母親のドゥパッター〔訳注　女性用の長いスカーフ〕をつかみ、そばにすり寄った。

姉の二部屋のアパートに着いて、マニーシャーは手や顔を素早く洗った。それから姉と妹の二人は家族のためにローティー*を作るのに忙しかった。ビーナの娘チャルは学校に行っていた。

*訳注　麦でできたインドのパン。さまざまな種類のローティーがあるが、最も一般的なのはチャパーティー〔小麦粉を発酵させずに錬り、鉄板で焼く薄いパン。北インドで日常食べる〕。

ビーナは妹についての当面の計画の話しかしなかった。

「何人か外国人がすぐにでも卵子を買いたがっているのよ」とローティーをつくる生地をのばしているマニーシャーに話しかけた。「あなたの写真を見た医者から、特別なメイクアップをしているのか、本当にとても色白なのかとたずねられたわ。自然なスキンカラーだと話すと、とても喜んでいたわ。あなたは卵子を提供するのにぴったりだと話していたわ。クライアントはスペイン人たちだから、スキンカラーが私たちと似ているのだと思う」

マニーシャーは姉の話にただうなずいているだけだった。まだあっけにとられていたし、ビーナが話している言葉の意味がわからなかった。しばらくして、「スキンカラー」という言葉の意味がわかった。スキンカラーが何だと言うのだろうか。恐怖を感じながら考えた。なぜ私のスキンカラーが問題なのだろうか。私の卵子がどこにあるか神様だけがご存知だけれど、卵子をあげるだけだと思っていた。私の皮膚もこすりおとされるのだろうか。

「ビーナ」マニーシャーの声がだんだんと大きくなった。「もう実家に帰ります。そんなことをもう何もしたくない」。とても恐怖に襲われ、しゃくしを投げ落とし、エプロン代わりに腰のまわりに結んでいたタオルを引き離した。

ビーナは口をあけてみつめていた。一言話しかけて途中でやめていたのだ。妹の手首を握った。「やめなさい」とビーナはしかった。「今になって全部を無駄にしないで。やっとのことでここにだんなを連れてくることができたのに。あなたが金切り声を出すのを聞いたら、彼は荷物をまとめて、あなたたちを連れて帰るわ」

ビーナは妹を台所に隣接した小さなバルコニーに連れ出した。マニーシャーが立って泣き始めたので、姉は優しく妹を抱き寄せた。

「わかる、わかる」と姉は言った。「心配しないで。私がちゃんとあなたの面倒をみるから。かわいそうに。あなたはこの世の厳しさを知らないのだから。私たちは生きていくのにお金が必要なの。私たちが快適に暮らせることを望んでいるの。子どもたちにももっとよい暮らしをさせたいのよ」

マニーシャーは次の朝早く、姉といっしょにクリニックに来ていて、明るく、快活だった。医者が家族にも会いたがっていたので、夫と二人の子どもも来ていた。その日、ビーナは非常に早起きをして、みんなにローティーを作った。学校に行くチャルの準備も済ませ、起きてからずっとテレビの前に座りっぱなしの父親キシャンの隣に座らせた。

「チャルを必ず時間どおりヴァンに乗せて」と家を出るキシャンに叫んだ。「男が一日中テレビを見る以外に何もしない」ビーナはドアを閉めながらぼやいた。「『無理をしないように』と医者から言われると、『筋肉一つ動かさないように』という意味だと彼は解釈したみたい。私が彼と娘を食べさせ、面倒をみているかぎり、何もしない」

マニーシャーと家族は医者が到着するのをびくびくしながら待っていた。姉はクリニックに溶けこんでいるようだった。看護婦、ヘルパー、スキャンを待っている妊婦たちみんなに話してまわった。みんなが姉と冗談を交わし、笑っていた。みんなが姉をよく知っているようだった。

「ねえ、次の子はいつの予定なの？」女性の一人が笑って、ビーナのほおをつねってたずねた。

「そしてあなたは、シャナーズ？　あなたはどうなの？」ビーナはシャナーズの背中をつねって答えた。「もう一人生まないの?」

シャナーズは首を振った。「もう結構! 私はもう妊娠も、卵子提供もしない! もう年を取りすぎ! 二度も代理母になった。もう十分! 今は金が必要な私の身内の女の子たちを紹介して、それで私も多少もらっている。むこうにすわっているバヌを見た? 私の義理の姉ムムターズの娘なの。彼女は妊娠三ヶ月。それで今度はあなたについて話して。あなたはまだ若い。また妊娠をすべきだわ」

ビーナは笑った。「しばらくスタイルがいいのを楽しませて」。彼女のスタイルのよい容姿と体にぴったりの光沢のある服を見せびらかすようにぐるりと回った。「でも、ええ、すぐに、すぐに妊娠したいわ。私もお金が必要だから。娘のチャルをもっといい学校に進ませないといけないから。二〜三ヶ月で妊娠の準備ができると医者には話したわ。でも問題は、妹と私が同時に妊娠するのを私が望んでいないことなの。子どもたちにとって負担になるから」

「こちらがあなたの妹さん?」シャナーズはマニーシャーに話題をむけた。「まあ、きれいじゃない。ねえ、そんなにこわがらないで。誰もあなたを食べやしないのだから! 彼女は何のために来ているの? 卵子の提供?」

ビーナはうなずいた。「スペイン人のカップルのためだと思う」

「ああ、あの人たち」とシャナーズは言った。それからビーナをわきへ連れていった。「あの二人は男性だわ。いわゆる『ゲイカップル』だと知っている?」

ビーナはうなずいた。「そう思った。医者はそうだとはっきりと話さないけれど。ここに来る多くのカップルがそういう人たちだというのはわかっている。でも私の妹には話さないで。こうしたことをあまりよくわかっていないから。もうとても神経質になっているので」

「医者に追加料金を頼めるわよ」シャナーズは低い声でビーナに助言した。「妹さんはとてもきれい。そしてあの人たちは普通の夫婦ではない。男性二人。だからそのことで普段の金額より多く要求すべきだわ。私もバヌのために少し多く払ってもらって丸くおさめた。バヌもあなたの妹さんのようにとても若いし、健康で、白い肌なのよ。バヌはゲイのフランス人のカップルのために、妊娠している。フランスではこれは非合法だと思う。だからここに来るのよ」

「それならどうやって子どもをフランスに連れて帰るの？」ビーナはたずねた。「フランスで非合法なら、あの人たちはどうするの？」

シャナーズは肩をすくめた。「私たちの問題じゃないわ。でもこういう状況だから、医者に少し多い額をバヌに払ってもらうようにしたのよ」

ビーナはうなずいた。「でも医者はノーと言うにきまっている。彼女がどういう人かわかっているでしょう！　彼女は私たちと駆け引きをすることになる。『あなたの妹さんにはこれが初めてでしょう、それなのに彼女の卵子がよいかどうか、どうして私たちにわかりますか』とか言って」

「そう簡単にあきらめないで」とシャナーズはアドバイスした。「とにかく、私たちのおかげでたくさん金儲けをしているのだから」と声を落として付け加えた。「ああいう外国では、女の人たちがまったく卵子を生み出さないと聞いたわ。だからこの国に来て、私たちから買っているのよ。私たちも賢くなって、好条件の取引を学ぶべきだわ。私がこのクリニックに来るようになってから事情がとても変わった。当時は私たちには頼れる人も、助言をしてくれる人もだれもいなかった。今では、紹介する女の子たちの面倒まで私たちがみなければいけない」

ビーナはうなずいた。「でも、妹に二人の男性が彼女の卵子を買うということは話さないで。彼女の頭がおかしくなってしまうから！」

看護婦が大声を出した。「マニーシャー、先生がお呼びです」

マニーシャーはどうなっているのか正確にはわからなかった。薬を与えられ、注射を打たれた。ビーナはマニーシャーが薬をちゃんと飲むのを確認するのが自分の責任だと考えた。マニーシャーは何の違いも感じなかった。姉の家に帰ると、姉が買い物や外の仕事をしている間に全部の家事をこなした。夫のシャムは近くのアパートの夜警の仕事についていたので、昼間はずっと寝ていた。

ある日、ビーナにクリニックに行かなければならないと言われた。来るものが来た。マニーシャーはとても不安だった。何かしなければならないことがあったのだろうか。

女医がマニーシャーを診察した。「彼女は準備ができています！　私たちは今日、卵子を採取します」とはっきり告げられた。

マニーシャーは声をあげて泣き始めた。

「ビーナ、妹さんは神経質ですか。私たちは麻酔をかける必要がありますか、それとも妹さんは私たちに協力してくれますか」と医者がたずねた。

「先生、とても神経質です！　麻酔をして眠らせてください」

「いやです、いやです」マニーシャーは泣いた。「私を眠らせないで。私は卵子をこのままおいておきます。取られたくない。帰らせて。家に帰りたい」

「マニーシャー、全部終わったわよ」。ビーナは妹の額をなでた。「何も感じなかったでしょうね。医者があなたの卵子を採取したわ。どうだったかわかる？　医者があなたとあなたの卵子をとても気に入ってくれて、いつもより多くお金を払ってくれると約束してくれたわ。私のかわいい妹、あなたはすぐに金持になれるわ！」

インド　グジャラート州アーナンド

スミは全身飾り立てていた。オーストラリア人の妻ドラが地元の商店街で買ってくれた金や銀を巻きつけた金属糸ザリーの入ったはなやかな赤いサリーを着ていた。小さい体からお腹が不調和に突き出ていた。スミの母親が友だちから借りて、代理母の家に持ってきてくれた宝石類も身につけていた。

代理母になるには彼女は年を取りすぎていた。娘がいれば、三十七歳で祖母になっていたかもしれない。あたりを見回して夫の姿を探した。部屋から出て行ったようだった。楽しみを求めて大変多くの妊婦がまわりに集まっていた。夫は代理母の家に来るのは嫌だといつもこぼしていた。

十代の息子ロイットは部屋のすみに座っていた。一ヶ月前にスミが買ってやった法外な値段の携帯電話でゲームをしていて、周囲に気がつかないようだった。この前の妊娠では、日本人夫婦がこのようなことにはあまり気にかけてくれなかったので、派手に着飾ることもなかった。

「この妊娠を最後にしよう」とスミは、ドラのカメラに向かって無理に笑顔をつくりながら思った。「みんなロイットのため。私がどんなに犠牲を払ったか息子にはわかってほしい」

ドラが彼女のカメラでとった写真を見せてくれた。ひどく見えた。あざやかな色の口紅、宝石類、全部が不自然だった。しかし、これもかわいそうな依頼人の若い女性が望んだことだった。ドラの言うこの祝いの儀式「ベビーシャワー」のために、彼女はスミ姉さんがはなやかに見えるのを望んでいたのだ。

プージャ（訳注　ヒンドゥー教の祈りの儀式）が行われていた。ドラとベンはインドの服を着ていた。ドラは金属糸ザリーの入ったきらきら輝くピンクのサリーと、それに色が調和しただぶだぶのチョリ（訳注　ヒンドゥー教徒の女性の着る袖の短い、胴にぴったり合わせたブラウス）を着ていた。茶色がかった金髪の短く切った髪から糸につるしたジャスミンの花がぶらさがっていた。額には大きな朱色のビンディー（訳注　インド人の女性が額につける点）もつけ、髪の分け目に明るいオレンジ色のシンドゥール*を塗っていた。ドラがスミにカメラのねらいを定めたとき、スミの手首にした何十本ものピンク色や金色のバングル（訳注　腕輪）が優雅に音をたてた。

＊訳注　辰砂（しんしゃ）で深紅色または朱色の粉。ヒンドゥー教徒の既婚女性のシンボルで夫が健在であることを示す。寡婦にはすべての化粧が禁じられる。

ベンは途方に暮れているようだった。白いチュリダー（訳注　インドの男女が着用する細身のズボン）と赤いクルター（訳注　インドの長いゆったりした、えりのないシャツのような服）の服装だった。彼も額に朱色の顔料を塗ってもらっていた。手首には糸に通したジャスミンの花を巻いていた。彼はどこに行くのもドラの後をついて回っていたが、しばらくすると、ロイットのそばに座り、携帯電話ゲームに夢中になった。

いろいろな妊娠月の妊婦たちが床に座っていた。彼女たちとは別のもう一人の代理母ディーシャは、お腹がはっきり目立ち始めていた。韓国人の夫婦は来なかったが、毎月スキャンの結果と共に、ディーシャと妊娠した腹の写真を送るように医者に頼んでいた。

プージャの神聖な火から煙があがり、スミはその前に付き添われて座らされた。ドラがシンガポール空港で買った細い金のネックレスをスミにプレゼントした。

突然に興奮のざわめきが起こった。女医がいつものように見事な着こなしをして中に入り、彼女のまわりに集まった代理母全員に微笑み、話しかけた。それから女医はエレガントなシフォン（訳注　きわめて薄い柔らかな生地の絹織物）のサリーを整えて、まだ僧侶の前に座っているスミのほうに行った。

「それでスミ、気分はどうですか？」と体を曲げて、スミの肩をたたいでグジャラート語で聞いた。

スミはうなずいた。「調子がいい？　それはよかった」と女医は続けた。「すべてが順調だわ。あなたはもうすぐ自由になれる」

「先生」スミは大声を出した。「夫妻はふたごの赤ちゃんが生まれた後も、私にお乳を飲ませてほしいそうです。どのくらいの期間かわかりません。どう思いますか」スミもベンとドラが理解できないグジャラート語で話した。

「ええ、それはよいことです」と女医が答えた。「そのようにしてあなたも余分にお金を得ることができます。この前は日本人がふたごを連れていってしまったので、お乳が全部無駄になりました。今度は私が夫妻に話し、あなたが恩恵を受けられるように取り決めます」

ドラとベンは近くに立って、女医の目にとまるのを待っていた。

「これであなたたちの赤ちゃんは生まれる準備がほぼ整いました」彼女は満面の笑みを浮かべて言った。「あなたたちの書類は全部準備できていますか」

「はい」とベンが伝えた。「あなたのカウンセラーの方たちが非常に協力的でした。私たちは全部そろえています」

「私たちは赤ちゃんが生まれてからも一ヶ月か二ヶ月このまま残るかもしれません」とドラが言った。「スミ姉さんに赤ちゃんの授乳をしてほしいのです。赤ちゃんには生後数週間は母乳だけを飲ますのがよいとネットで読みました」

「はい、スミから聞きました」と女医が答えた。「私たちが何とかします。あなたたちがここに滞在している間、赤ちゃんにお乳を飲ませ、乳母になってもらうようにスミを再雇用できます」

プージャが終わり、ホテルに帰ると、ドラは急に疑問が湧いてきた。彼女は疲れて狭いダブルベッドに横になっていた。「ベン」と起き上がって聞いた。「彼女が赤ちゃんに授乳しても、きずなができないというのは確かかしら。彼女が赤ちゃんを渡してくれないことになったらどうしよう」

「そうだな、運にまかせるしかない」とベンは答えた。「問題はないと思う。彼女は金のために授乳するので、子どもが欲しいからではない」

「彼女が私たちを恐喝してきたらどうする?」ドラは心配そうにたずねた。「そういうこともあり得るでしょう。私はスミ姉さんを愛している、でも……」

「そんなことはありっこない」とベンが答えた。「契約書を徹底的に調べた。信頼できるものだ。今はただ体を休めなさい」

インド　ニューデリー

ミーナは初めて会話らしい会話を代理母アリスとしていた。今まできまりが悪くてアリスと話せなかった。弁解がましくもあった。今でもミーナにはためらいがあった。アリスはよそよそしく見えた。まわりで起こっているすべてから孤立しているようだった。小さな娘ミニをそばに置いて、代理母の家のベッドに脚をくんですわっていた。

まわりのみんなは、他の代理母たちは自分たちのやるべきことをしていた。隣のベッドにすわった体の重そうな妊婦は携帯電話を持ち、自分の息子をヒンディー語で叱りつけていた。

「お父さんからおまえが学校に行ってないと今度もう一回聞いたら、私が家に帰ったら、おまえをぶちのめしてやる」と母親は言った。「そうするか、おまえのような悪い子どもが入っている寄宿寮に入れてやる。そうすればおまえは人生がどんなものかわかるだろう。ばかばかしい！　近ごろの子どもは」と携帯を切りながら続けた。「子どもを学校にやるために私たちがどんなに犠牲を払っているかわかっていない。あの子の父親も私も教育を受けられなかった。私たちを学校にだれがやってくれたというのだ。だれもやってくれなかった。そしてあの子は、彼は何もかも持っている。制服、本、カバン、靴。それなのに学校に行きたくないのだと思う！」

「ミニ、あなたにチョコレートを買ってきたの」とミーナはエムアンドエムズの大きなカラフルな包みを取り出した。「それにお人形も。ロンドンからよ」

ためらいがちにミニが母親を見ると、アリスはうなずいた。ミーナからプレゼントをもらって、母親のそばにもっと寄りそった。

「アリス、体の調子はどうですか」ミーナは尋ねた。「よく世話をしてもらっていますか？」

ミーナは言いたかった。「あなたを私の母の家に連れて行って、世話してくれるように頼みたい。でも、規則違反なの」。しかし言葉が出てこなかった。アリスはとても落ち着いて見えた。違った次元にいるようだった。

代理母は肩をすくめた。「大丈夫です。どんな世話の心配がありますか。初めの頃には、つわりがしばらく続いたけど、もうなくなりました」

つわり？　ミーナはそのようなことを考えたことがなかった。どういうわけかつわりが代理母にあると想像もしたことがなかった。自分を洗脳して、女性の子宮は入れ物にすぎないと考えるようになっていた。

アリス。アリス。彼女は人間だった。単なる子宮ではなかった。

突然、すまないと思った。アリスはホルモン治療を受けなければならなかっただろう。彼女の体にどんな影響があったのだろうか。それにあれだけの数の全部の注射。彼女はミーナのためにあらゆる肉体的苦痛や不快を耐えてくれていた。そして、その先で、ミーナが一番熱望した財産、赤ちゃんを与えてくれることになっていた。アリスがしてくれていることに、どのようにお返しができるだろうか。

「アリス」言葉が思わず口から出た。「あなたにしていただいていることは、絶対に忘れません」。彼女の手を握った。「お返しに何かさせてください。ミニの教育の面倒をみさせて」

ミーナより若い女性が初めて真正面からミーナを見た。わずかに笑みを浮かべていた。「父が二十年間運転手として働いた家のメムサーヒブ（訳注　奥様。インド人が植民地時代に西洋人女性を呼んだ敬称）は私に教育を受けられるようにしてくれました」と言った。「高校、大学と。でも今の私にそれが何の役にたちますか。私の子宮のほうが受けた教育より収入になるのですから」

ミーナは目にいっぱい涙を浮かべた。またしても子宮が機能することが重要だということだった。ミーナが受けてきた全部の教育、学業成績の実力でもらった全部の金メダル……これらすべてが出産できないために価値を認められなくなった。子どもを生めない女性は社会では価値がなかった。

家に帰り、スーツケースをくまなく探し、人工装具のおなかのパンフレットを引っぱり出した。模造の腹を使うかどうかすぐに決めなければならなかった。

インドで代理母を雇ってからイギリスに帰るとすぐに模造の腹を探し始めた。代理母について義理の両親に話すかどうか決めていなかった。彼らが本当にショックを受けたらどうしよう。

義理の親に彼女が本当に子どもを生んだと信じさせるには、妊娠しているように見せるだけでなく、そう演じなければならなくなる。

「とにかく、あなたが決めるまで下調べをし、しっかり準備して」と不妊治療クリニックの医者、ラーダーが言った。「家族に知られたくなくて、見せかけをしたいと思う女性たちもいるのよ。模造のお腹を製造するメーカーの連絡先を教えるから自分が確かめて」

ラーダーが教えてくれたインターネット上のイギリスの店で販売されているお腹は、とても丈夫で、本物そっくりだった。店のウェブサイトは余すところがなく、啓蒙的な質問欄があった。ミーナはどのようにしてお腹をつけるのか、お腹をつけたままどうやってトイレに行くのか少しでも考えたことがなかった。

明らかに、シリコンで作られた偽造のお腹は、実は特別にデザインされたボディースーツだった。トイレに行かなければならないときには、はずせるブラジャーや肩つり、下のほうに付属品がついていた。ふくらみは軽くするために特別な気泡ゴムでつくられていた。ふくらみの裏側は身につける人の体に心地よくおさまるように曲線になっていた。

製造会社は、標準サイズとして妊娠四、六、九ヶ月のお腹をそろえていた。それ以外のさまざまなサイズもインターネットで注文できた。特定の体重や背の高さの人に合うお腹のタイプを示す図もあった。必要があれば、肌の色も合わせられた。模造の腹の値段は、材質とサイズで異なった。ミーナにはお腹のメンテナンスの方法が非常におもしろかった。

シリコンのお腹が光沢がありすぎます。どうしたらよいですか。

光沢を少しなくすために、少量のタルカムパウダー（訳注　滑石粉にホウ酸末・香料などを加えた化粧用のパウダー）をお腹の表面につけます。これは綿毛のようなものがシリコンの表面に付着するのも防ぎます。

私のシリコンの模造腹の端のところがでこぼこしたところがあります。つまり、シリコン、生地にかすかな斑点や泡があります。これは正常でしょうか。

はい、正常です。模造の妊娠腹は型に入れて手造りで製造されます。完成品に多少の違いがあります。それはまったく正常なことで、身につけたとき、ふくらみを出すのに何の影響もありません。

妊娠腹の人工装具の下に下着を着たほうがよいですか。

はい、試着したほうがよいです。試着者の快適さと身体の衛生、健康、安全上の理由からです。

私は模造のお腹を洗えますか。

はい。あなたの模造腹を中性洗剤で手洗いし、自然乾燥か、湿ったタオルやウエットティッシュで表面をふきます。粘着性のある糸くず取りのローラーも役立ちます。

模造のお腹をつけているとき、トイレにはどうやって行きますか。

シリコンの模造腹には、楽に利用でき、そして、もちをよくするために、開けることができるスナップ、留め金がついています。

しかし、外国製のお腹は大変に高価だった。そのためにラーダー医師は、グジャラート州アーメダバードのぬいぐるみメーカーだったが、人工腹の製造業に転職していたヘマ・イナームダルについてもミーナに教えてくれた。三ヶ月、五ヶ月、七ヶ月の妊娠、あるいは、五ヶ月、七ヶ月、九ヶ月の妊娠に似せるお腹が三種類のセットでたったの一、〇〇〇ルピーだった。ロンドンで買えば一つの腹に一〇〇～二〇〇ポンド以上払わなければならないので、インド製は比較できないほど安かった。

グジャラート州にあるアーナンドとアーメダバードは、明らかに、インドの代理母の中心地になっていた。新聞の報道が本当なら、この地域で模造腹の需用が大きかった。アーメダバード市やその周辺にある多くのクリニックに行く多くの女性たちが非常に伝統的家庭の出身者だった。彼女たちは代理母を雇っていることを義理の親やその家族に知られたくなかった。大多数が伝統的なジョイント・ファミリーで暮らしていたので、本物そっくりの人工腹が必要だった。ミーナもインド製の腹を見つけるべきかもしれない。

どうしたらよいか決めようとしていたとき、「ビヨンセ（訳注　アメリカの人気歌手。出産したばかりの男女の双子の写真を二〇一七年七月に画像共有サービス「インスタグラム」で公開。一ヶ月前に出産したことを表明）のふくらみスキャンダル」とマスコミに呼ばれたユーチューブのスポットニュースを見つけた。歌手のビヨンセが数ヶ月前に妊娠したと発表したとき、赤ちゃんを生んでもらうために代理母を雇ったという噂が広まった。しかし、彼女は腹の小さいふくらみを見せびらかすように数回ステージに立った。彼女は妊娠していたのだろうか、それとも妊娠の振りをしていただけだったのだろうか。

それから、ふくらみスキャンダルが起こった。ビヨンセがお腹のふくらみをみせびらかしながらオーストラリアのテレビのトークショーに出演した。しかし、トークショーの司会者の前に座っているときに、突然に彼女のお腹のふくらみがつぶれているように見えた。

今までの全部の噂が再びよみがえった。ビヨンセの「腹」が次第につぶれていくところをスローモーションのビデオで見せた。歌手ビヨンセの広報担当チームはこの問題に集中して取り組み、噂を激しく非難した。あれは、お腹ではなく、ドレスの生地が巻きついていただけだったと主張した。

ミーナはこの出来事を考えて身震いした。にせのお腹が決定的な瞬間に役立たなければどうしよう。

それでも、まだ妊娠の初期だったので、イギリスで人工のお腹をつけないでもやっていけた。どうしたらいいか決められるまで、どっちつかずにしておこうと決めた。冬の間はとにかくゆったりしたカーディガンと重いコートを着たので、ふくらみがあっても、目立たなかった。しかし、インドのチェンナイではこれは通じないだろう。義理の母親は観察力が鋭かった。最初にミーナのおなかのふくらみをじっくり観察するだろう。チェンナイに行くまでに代理母について姑に話すかどうか決めなければならない。

ラーダー医師は、ミーナが本当に妊娠したふりをしたいなら、本当らしく見せるために、ボディーランゲージ（訳注　言語を使わないコミュニケーションの手段で、身振り・表情など）をどう変えなければならないかについても少し助言してくれた。また、ミーナを彼女のクリニックに座らせて、妊娠した女性たちを観察させた。

「妊婦が立ち上がるとき、背中をどのようにアーチ状にし、ひざを曲げるか観察して。妊娠が進み、おなかが重くなるにつれて、妊婦は立つときに、両手でおなかを支え、ときどき、アーチ状の背中を支える傾向があるわ。妊娠している母親が、お腹をける、しゃっくりをする赤ちゃんを落ち着かせようと、なだめるように両手を腹の上に置く、置き方にも注目して。こうした動作は小さく本能的なものです。でもあなたが妊娠している振りをしたいなら、役の準備をする女優になったつもりで、観察し、学ばなければいけない」

しかし、ミーナは女優ではなかった。今まで演技をしたことがなかった。学校劇でもそうだった。一昨日、宅配便で届いたインド製の模造のお腹を引っぱりだした。ミーナは少しの間、それを見て、ベッドの上に放り出した。

結論を出していた。代理母について義理の両親に話そう。とにかく、起こるかもしれない最悪のことは何だろうか。孫を拒むだろうか。赤ちゃんはそれでも遺伝的にはミーナとラムの子どもだった。義理の両親は、その点だけを考えるべきだった。

第4章　だれの赤ちゃん?

エピソード2　女児マンジの問題

二〇〇七年十一月の下旬、日本人夫Iと妻Yが（訳注　原書では夫妻の名前が英語表記で記されているが、本書では、夫をIと、妻をYとのみ記した）グジャラート州アナンド県のアカンクシャ不妊治療センターの不妊治療専門医として有名なナヤナ・パテル医師に連絡をしてきた。夫妻は卵子提供が必要で、代理母による赤ちゃんも望んでいた。

アカンクシャ・クリニックはインドで最も有名なクリニックの一つで、パテル医師のもとには世界中から何百組もの夫婦がやってきた。彼女の最初の患者は、ロンドン在住の子宮に損傷を受けたグジャラート人の女性だった。夫婦の遺伝物質でつくった受精卵を移植する代理母として首尾よく依頼者の女性の母親を使い、健康な赤ちゃんを分娩させた。

パテル医師は、オープラ・ウィンフリー・ショー（訳注　第1章「はじまり」の「アメリカ　ニュージャージー州」の訳注参照）に出演してから、アメリカで非常に有名になり、国外居住のインド人を含め、世界中から多くの夫婦が彼女に助けを求めてやって来た。日本人夫妻のために、パテル医師は夫Iの精子と匿名のドナーからの卵子を使って受精卵をつくった。これが代理母のプラティ・ベン・メータに移植された。

日本人夫妻は契約書に、二人が離婚した場合には、夫Iが子どもの面倒をみる、という条項を入れていたので、後で起こる問題をうすうす感じていたのかもしれない。妻は、生物学的にも、遺伝子学上も法律的にも関係がないので、赤ちゃんとは何もかかわりたくないと言った。アカンクシャの普通の手続きにより、代理母は赤ちゃんに対するすべての権利を署名して依頼者に譲り渡した。

ヤマダ夫妻はそれから日本に帰り、誕生を待った。

代理母プラティ・ベン・メータは赤ちゃんを出産する支払いとして四〇万ルピーと、それに加えて、彼女の妊娠中の生活費として毎月五、〇〇〇ルピーを受け取る契約を結んだ。

しかし、それから約八ヶ月もたたない二〇〇八年六月に日本人夫妻IとYは離婚してしまった。代理母がインドでの名前マンジという女児を生む正確に一ヶ月前だった。Iは二〇〇八年八月に赤ちゃんを連れに一人でインドにやってきた。

病院との取り決めの条件で、卵子のドナーの責任は、卵子を提供するとすぐに終わっていた。代理母プラティ・ベン・メータの仕事は出産するとすぐに終わり、支払いを受けて、彼女の家族のもとに帰った。

そうして、赤ちゃんマンジには、代理母を依頼していた将来の母親、生物学上の母親である卵子のドナー、妊娠中の母親である代理母と三人の母親がいることになるが、法律的に母親がだれもいなかった。

難しい問題があった。事実、複数の難題があった。赤ちゃんマンジはインド人だったのだろうか。

日本人だったのだろうか。彼女の母親はだれか。マンジは離婚で独身になった男親と日本に帰れるのだろうか。代理母の契約書にはこの件は何も書かれていなかった。インドには代理母に関するはっきりとした法律がなかった。すべての欠陥が表面化し、赤ちゃんマンジの事件が外交問題になった。

グジャラート州で問題＊があったため、Ｉはラージャスターン州の州都ジャイプールの病院に赤ちゃんを移した。マンジが感染症にかかっていて、インドにしばらく滞在しなければならなかったからだ。しかし、回復してからも、だれが親権をもつかはっきりしなかったので、マンジはインドに続いて残らなければならなかった。

＊訳注　二〇〇八年七月二十六日にグジャラート州の都市で、もと州都のアーメダバードで連続爆破テロがあり、多数の死者と負傷者を出した。イスラム組織が犯行声明を出した。

日本の民法では出産した女性だけが赤ちゃんの母親であると認められるところに問題があった。代理母制度は日本で法律的には禁止されていなかった（訳注　日本では法的規定はないが、日本産科婦人科学会が会告などで国内での代理出産を認めていない）が、代理母の子どもは認知されなかった。インド人女性がマンジを生んだので、赤ちゃんは日本のパスポートを受ける資格がなかった。インドの法律がこの問題でも明白でなかったので、マンジの父親は、自分自身の子供を養女にすることを求められた。しかし、これも問題があった。独身の日本人男性である彼は、法律的に赤ちゃんを養女にすることが日本で認められなかった。

父親Ｉはマンジのためにインドのパスポート申請書を提出しようとした。しかし、出生証明書が必要だった。インドの法律では、出生証明書には両親の両方の名前が要求された。

　アカンクシャ不妊治療センターは、Ｉがマンジの遺伝学的な父親であることを証明した。しかし、「母親」の欄に、Ｙか代理母プラティ・ベン・メータ、あるいは、匿名の卵子ドナーか、だれの名前を入れるのかを、登記官が十分理解していなかった。こうして、マンジはインド法のために出生証明書を得ることができなかった。そして日本人の父親がマンジを養女にできなかったので、彼女はインドのパスポートも得られなかった。

　日本人の父親Ｉはインドの有名な弁護士インディラ・ジャイシングを雇った。彼女はマンジが日本人家族と暮らす権利があり、日本国籍を取得するべきだという立場を取り、マンジのために書類を発行するようインド政府に陳情書を提出した。Ｉがマンジの遺伝学上の父親であることを証明する書類も出した。これがうまくいって、二〇〇八年八月にマンジは父親の名前のある出生証明書を得ることができた。

　話変わってマンジの父親はビザの期限が切れていたため、日本に帰らなければならなかった。マンジの祖母Ｅ（訳注　原書には名前が出ているがここもＥとだけ表記）がマンジの世話をしに日本から来ていた。マンジが出生証明書を得られるとすぐに、祖母は息子が親権を得られるまでインドでマンジの最も近い血縁者として、臨時の親権を求めて、ラージャスターン州高等裁判所に嘆願書を提出した。

　「私は孫といっしょにすぐにでも自分の国に帰りたいと心から願っています」と祖母は報道機関に話した。

一方で、この件でまた別の問題が起こった。ジャイプールに本部がある児童福祉団体「サティヤ（訳注　サンスクリット語で「真理・真実」の意味）」が、マンジはパテル医師がクリニックを通じて組織している「児童売買のいかがわしい商売」の犠牲者であるとラージャスターン州高等裁判所に申し立て、身柄提出令状（訳注　人身保護の目的で拘禁の事実・理由などを聴取するため被拘禁者を出廷させる命令書）の請願書を提出した。アカンクシャ不妊治療センターの目的は、「適切な代理母制度の法律がないことを利用して、幼児の非合法的な取引を進め、外国人に売ることである」と「サティヤ」は断言した。この団体は、請願書の中で、一〇〇％商業目的の「非合法な妊娠」だったので、マンジの親権を父親Iが要求しているのを認めるべきでないと主張した。「サティヤ」は、子どもは遺棄されたのだと主張し、マンジの親権を要求した。

赤ちゃんマンジの事件は最高裁判所まで持ちこまれ、そこで赤ちゃんは救済を得た。最高裁判所はマンジを裁判所に出廷させる要求を停止させ、赤ちゃんが遺棄されたという「サティヤ」の告発をしりぞけた。マンジの祖母には一時的な親権が認められた。

マンジの事例は、代理母から生まれた子どもの両親はだれなのか、子どもはどの国に属するのか、といった対処の必要がある適切な問題を提起した。

日本人の父親Iの弁護士インディラ・ジャイシングは、政府機関であるインド医療研究評議会（ICMR）が出している代理出産のガイドラインでは、このような取り決めで生まれた子どもは生物学上の父親の合法的な子どもだと示していると主張した。

最終的に、ラージャスターン州地域パスポートオフィスは、マンジが日本への旅行ビザを得るために使用する身分証明書を発行した。これは、インドで生まれた代理母の子どもにインド政府が発行した初めての身分証明書だった。

パスポートオフィスによれば、証明書には国籍、母親の名前、宗教などの記載がなく、日本に行くためだけに有効だった。日本大使館は人道的な理由でマンジに一年のビザを発行した。そうしてマンジは祖母Eといっしょに日本に向かって出発した。

この問題は日本人一家の人たちだけの問題でなかったので、世界中のマスコミから大変に注目を集めた。彼らは世界中から治療のためにインドにやってきていた、その数がますます多く増えている不妊夫婦の一部にすぎなかったからである。

生殖ツーリズム

二〇〇〇年にはインドでだれも生殖ツーリズムについて耳にしたことがなかった。しかし、二〇一二年までには大金を稼ぎ出すビジネスの一つになっていた。不妊の問題をかかえる患者は、代理母、第三者の生殖体（卵子や精子）移植、体外受精といったサービスのセットを提供された。西洋の発展国では、一九七〇年代以降、生殖補助医療テクノロジー（ART）が商業的に利用できた。しかし、倫理的、宗教的、医療上、いろいろな心配があり、多くの国々が規制を始めた。商業的な代理母を認めない国々も多かった。移植する受精卵の数について厳しい規定のある国々もあった。ある国々では、高齢の女性、ゲイ、独身女性に不妊治療を認めなかった。商業的な卵子提供も多くの国々で禁止された。これらのこと全部が原因で治療が遅れ、普通の人の手が届かないほど費用が急騰した。

突然に、インドがすき間市場の要求を満たす目的地のトップになった。世界中から不妊の夫婦が商業的な代理母を求めてインドに続々とやって来るようになった。インドはいくつかの理由で魅力的だった。インドには私立の一流の医療クリニックがあり、英語が話せる医療提供者たちがいて、商業的代理母の豊富な備えがあった。とても重要なことだが、何もかもが発展国でかかる何分の一かの費用で済んだ。さらに、インドでは商業的代理母は法律で認められていた。実際に、この大人気のビジネスを監視する政府の規制がまったくなかった。二〇一〇年にはインドの急成長する商業的出産産業は、一年に四億四、五〇〇万ドルに値すると見積もられた。

このブームで多くの人が稼いだ。不妊治療クリニック、この分野で働いている開業医たち、医療ツーリズム会社、代理母自身たちだった。赤ちゃんマンジの問題（訳注　第4章「だれの赤ちゃん?」の「エピソード2」参照）で生じた多くの疑問は、次の大きな問題が持ち上がるまで気づかれないように隠された。

インド医療研究評議会（ＩＣＭＲ）は二〇〇二年に、生殖補助医療テクノロジークリニックのため、任意のガイドラインを発表し、二〇〇五年にそれを更新した。しかし、こうしたガイドラインは法的拘束力がなかった。こうした点に後押しされて、インドで不妊治療産業は繁盛し、成長し続けている。

第5章　ちょっとした問題

二〇一二年六月　アメリカ　ニュージャージー州

キャシーはノートパソコンを数え切れないほど開き、夫のデニスと依頼していたふたごの保存画像をクリックした。スキャンして取りこんだ写真が前日、電子メールで送られてきた。赤ちゃんは代理母の子宮の中で浮かんでいるのだろうか。よく見ようとノートパソコンの角度を変えて見たが、わからなかった。

「キング夫人、すべてが正常です」と医者が電話で伝えてくれた。「二つの胎児が順調に育っています。心臓の鼓動もよく、すべて順調に発育しています」

本当は、ふたごのスキャンを見にインドに行くべきだった。それができなければ、スキャンが終わるまでハイダラーバードにいるべきだった。ネットで知り合い、ハイダラーバードに行くきっかけになったウィスコンシン州ミルウォーキーのメアリーは、今では本当によい友だちになっていたが、インドにもう一度行くように強く薦めていた。「三ケ月スキャンはとても重要だから、キャシー、あなたとデニスが立ち会うべきだわ」

しかしキャシーは再びインドに行けなかった。インドが嫌いだった。今度はデニスを行かせるべきだった。厳密に言うと、ふたごは彼女のものでもなかった。彼女は遺伝的つながりがなかったのだ。

デニスを無理にでも行かせるべきだった。

しかし、夫は拒絶し続けた。赤ん坊はキャシーのためだ、と言い張った。彼にはすでに前妻との間に子どもがいた。そして、インドの代理母を雇って子どもをつくることは全部で大金がかかっていた。彼にはもう一度インドに行くために休暇を取る余裕もなかった。赤ちゃんを連れに行かなければならないときにしようと考えていた。ふたごが遺伝学的に彼と関係があるのを証明するために、ＤＮＡテストを受けなければならないからだった。それを受けなければ子どもたちにインドからの出国証明書を発行してもらえない。

メアリーは事情が違っていた。自分の卵子が生育可能だった。おそらくそのためメアリーは胎児と親密なきずなを結ぶことができたのかもしれない。メアリーと夫はすべてが順調だと確認するため、少なくとも三回はインドに行っていた。

キャシーは妊娠している代理母をもう一度見ようとバックキーをクリックした。問題なく健康そうだった。代理母の名前は何だったたか？　キャシーは忘れてしまっていた。実は、思い出したくもなかった。代理母の女性と関係を持ちたくもなかった。ふたごの保有者でしかなかった。なぜ代理母の名前を覚えなければならないのか、関係を持たなければならないのか。

デニスはその点では違っていた。赤ちゃんは妻のためなのだから、妻がもう少し子どもの成長に関心をもつべきだと感じていた。「やろうと言い出したのはお前のほうだ」と妻に思い出させた。「だから最後までおまえが見とどけろ」

夫には言いたくなかったが、赤ちゃんをつくるのに何か自分の一部が関係していると思えば、熱心にもなれた。しかし、デニスの精子と、未知のインド人女性の卵子からつくられた赤ちゃんだった。

キャシーは枕をふくらまし、ベッドのヘッドボードに置いた。キャシーはそれに気持ちよくもたれかかって、またグーグルで検索を始めた。「インドの代理母を雇う問題」に焦点をしぼった。不妊治療クリニックや卵子のドナーの広告が全部終わってから、記事のリストがあった。ちょっとこれは何だろう。彼女は記事をクリックした。

二〇一一年五月五日の「トロント・スター」というカナダで最大の新聞に掲載されたもので、この新聞記者ラヴィーナ・アウルクが書いていた。トロントの夫婦のためにインドの代理母が生んだふたごについて気にかかる話だった。記事では、夫婦は、ドナーの卵子を使い、代理母に子どもを生んでもらうために、二〇〇五年にインドに行った。未知の女性から提供された卵子と、夫の精子で受精され、代理母はすぐにふたごを妊娠し、二〇〇六年三月に男女のふたごを出産した。

夫婦はカナダにふたごを連れて帰るため、ニューデリーにあるカナダ高等弁務官事務所に行き、二人の子のカナダ市民権の証明を申請した。ショックなことに、DNAテストの結果、男の子は遺伝的な関係がないとわかった。

ワーッ、大失態だった。キャシーはまた頭がくらくらした。……こうなったらどうしよう……いや、このようなことを考えたこともなかった。

不妊治療クリニックは故意に無関係な受精卵を移植したのか、それとも、単なるミスだったのだろうか。

キャシーは読み続けた。カナダ政府は六年間、男の子に市民権を発行するのを拒否した。カナダの法律では代理母から生まれた子どもは、カナダ人の親の少なくとも一人と遺伝子の関係がなければならなかったからだった。五十代の夫婦は、女の子だけを連れてカナダに帰ることもできた。しかし、その夫婦は自分たちの息子と考えていた男の子を見捨てようとはしなかった。夫婦の弁護士がカナダ当局に訴えをおこし、その間、夫婦は家族も、友だちもいない南インドでじっと時機を待っていた。

それに対し、カナダの出入国管理当局は、明らかに間違いが起こったこうした状況に対処する手段がないと主張しながらも、過去にも同じような間違いがあったことを認め、対処する手段の見直しをしていて、代理母が生んだ新生児取り違えに対する明快な指針をまもなく発表すると述べていた。

それでもカナダの出入国管理当局は気持ちを変え、夫婦に男の子もいっしょに連れて帰る許可を与えてくれた。この家族にとってはよい結果になった。「これは和解になった私が知る初めてのケースです。代理母から生まれた子どもの取り違えは多くあり、すべてがハピー・エンドとはいかない」と代理母関連の事件が専門のトロントの弁護士シェリー・レヴィタンは話した。

この夫婦はトロントに帰り、生活を新たに始めなければならないだろう。「六年間、自分の国を離れていたし、子どもたちはカナダを知らない」夫妻の弁護士バティスタは話した。「生活をやり始めるのにかなり苦労する」

キャシーはパニックに襲われた。代理母の子宮にいるふたごがまったく自分たちのものでなかったらどうしよう。デニスの精子を使ったと彼女は決めてかかっていた。そうでなかったらどうしよう。キャシーとデニスがＤＮＡテストに不合格になったらどうしよう。

赤ちゃんが生まれるまで結果がわからなかった。子どもの一人のほうか、または、ふたごの両方がデニスのＤＮＡを持たなかったらどうしよう。ふたごの一人が生物学的なつながりがなかったためカナダの市民権が取れず、インドに滞在した思いやりのあるカナダ人の父親と、夫デニスは違うとキャシーはかなり確信していた。カナダ人の父親は赤ちゃんを見捨てることもできたがそうしなかった。ところがそれがデニスなら、問題が起これば、ふたごをインドに置き去りにして新しい生活を始めるかもしれない。

法律的には、契約書に将来の親としてキャシーの名前も入れていたので彼女は母親だった。母親だと本当にはまだ感じていなかったのだが。おそらくデニスの言うのが正しかったのだろう。インドに行って、赤ちゃんときずなを深めるべきだった。しかし、何ときずなを深めるのだろうか。外国人の女性のお腹にいる目にみえない二つの胎児とだろうか。彼女が生物学的にも感情的にも結びつきがない胎児とだろうか。ああ、神さま！　あまりにも複雑だった。第一に、どうしてこんなことに興味を持ってしまったのだろうか。

インド　バンガロール（ベンガルール）

シャラダは代理母の家の待合室にあるプラスチック製のいすにすわっていた。代理母マンジュウーに買ってきた果物やサリーを入れた数個の袋をそばの床に置いていた。夫ラジャパは窓辺に立って、イライラして手すりを指でとんとんたたいていた。

「中に入って、女の人と話してくればいい」とラジャパが突然言った。「コーヒーを飲みにいってくるから。一日中、こんなところで待てない。代理母の家に男が入るのを許されないからといって、おまえまでがここで待つ必要はない。中に入りなさい」

「もう数分待って」とシャラダは夫を強く促した。「彼女がもう来ますから。あなたも全部大丈夫かどうか見ようとはるばる来たのですから。彼女に会わないで帰ってどうしますか」

しかし、ラジャパは出口に通じる階段のほうに行き始めていた。「私に何が見えるというのか」とぼやいた。「私は腹の中の赤ん坊が大丈夫かどうかを見るX線の目を持っていない。おまえが彼女に会って、話せばいい。それで十分だ。スキャンの報告書を見るほうが大事だ」彼は階段のほうに姿を消した。

一人の代理母アムダァがドアの所に現れて聞いた。「ご主人はどこですか。お帰りですか」

シャラダはやっといすから立ち上がった。「コーヒーを飲みに行きました。あなたも男というものがわかるでしょう。とても短気で。さあ、私を中に連れていってください。マンジュウーと話がしたいので」

アムダァは長身で、見事に丸くなったおなかをした肌の色が濃くない女性で、ピンク色のコトンの寝間着を着ていた。

「いつ出産予定ですか」とシャラダはテルグ語でこわごわ聞いた。

「おばさん、あと一月だと思う」と同じくテルグ語で答えた。

「テルグ語が話せるの」と熱心にたずねた。「あなたはテルグ人なの?」

「そうではないけれど、テルグ語を話せます」とアムダァは答えた。「代理母はみんなタミル語、テルグ語、カンナダ語を話します。私たちが暮らす地域では、みんなが全部の言葉が話せるのを知っているでしょう。ヒンディー語も少し、時々話します。でも英語は話せません」

シャラダは安心した。代理母と実際に話せるかもしれない。女性はもう妊娠六ヶ月になっていたが、シャラダはちゃんと話をしたことがなかった。

「マンジュウーはテルグ語を知っていますか」シャラダは聞いてみた。

「きっと話せると思います」アムダァは答えた。「言っていることがわかったり、答えたりするくらいはできるはずです」

二人は二十くらいのベッドが並べてある大きな共同寝室に入った。さまざまな妊娠月の女性たちが、コトンの寝間着姿で何もしないでただ座って、おしゃべりをしていた。くつろいだ雰囲気で、代理母たちは休暇中のようだった。

「こら、ヴィドヤ、おまえ、出ておいで。この人はおまえに何もしないから」アムダァは体をかがめ、金属のベッドの下を見ようとしながら言った。

小さい少女が頭を振りながらベッドの下でほほ笑んでいた。少女はシャラダを本当にこわがっていたのではなく、ただ恥ずかしがっていただけだった。少女はもう一年くらいここで暮らしていたので、共同寝室を出入りするさまざまな女性に慣れていた。

「おいで」と女の子の母親が言って、腕をつかんで引っ張りだそうとした。ヴィドヤはキャッキャ笑って、つかまれた腕を離してもっと奥に入った。少女のそばにいた小さい少年も笑いながら腹ばいになり奥に入った。

「こら、マヘシュ、出てきなさい」ともう一人の女性がカンナダ語で叫んだ。女性はアムダァより背が高く、威厳があった。座っていたベッドから動かなかった。子どもたちはキャッキャ笑い、その場にじっとしていた。

アムダァはゆっくりもとの姿勢になり、女性の隣にすわった。「こちらは友だちのディーパです」。アムダァは他の女性がおやつにしていたふくらませたライスを入れた小さな椀に指を入れた。「おばさん、少しいかがですか」アムダァが椀をシャラダにも差し出してたずねた。「あら、マンジュウー、こちらに来て、来て。おばさんがおいでよ。あなたテルグ語を話せるか知りたいそうよ」

マンジュウーは黙ってやってきて、シャラダの近くに立った。お腹の大きさで妊娠しているのがはっきりわかった。

「少し話せます」マンジュウーは言った。彼女は寝間着の下の膨らみを指差した。「お母さん、あなたのふたごの赤ちゃんを妊娠しています」

シャラダはめんくらった。ふたごだとはだれからも聞いてなかった！

「知らなかった」とシャラダは言った。

「私も」マンジュウーが言った。「でもあなたは知っていると思いました。この前のスキャンを受けたとき初めて話してくれました。先生たちはずっと知っていたに違いありません。知らせると私が怖がると思ったのかもしれません。でもあなたには知らせるべきでした。幸せになれたでしょうから」

シャラダは突然、めまいがして、ベッドに腰を下ろした。他人の赤ちゃんを妊娠しているこうした女性たちの中で自分は何をしていたのだろうか。女性たちは赤ちゃんとまったく血縁関係がなかった！

代理母たちは出産した後、赤ちゃんの姿を見ることもない。医者はシャラダに断言した。「奥さん、心配いりません。私たちは赤ちゃんをあなたにすぐ渡します。それに私たちの代理母は現実に扶養家族がたくさんいるので、赤ちゃんに愛着を持つことは決してありません。彼女たちはお金のためにこの仕事をしているだけですから」

黒い肌でほっそりして栄養不良のように見える女性がやって来て、ディーパのそばに座った。彼女は神経質そうに見えた。「お母さん、私はテルグ語を話します」と言った。「妊娠したばかりです」と平らなお腹を指さした。

「よかった」とディーパが片方の腕で彼女を抱きよせた。「一人か、それともふたごかしら。おばさん、この子はチトラです。夫は織工。タミル・ナードゥ州出身です」

「これが初めてです」チトラの声はささやくように小さくなった。「こわいです」

「何が初めてなの」アムダァは笑った。彼女の玉を転がすような笑いと、ほほ笑みが、魅力的な顔を明るくした。「妊娠が？　もし妊娠が初めてなら、あなたはここにはいないわ」

「それはないです」チトラは頭を振って身を縮めた。「私が今経験していることが初めてだとあなたたちもわかっているでしょう」。彼女は不安そうにまわりの妊娠した女性たちを見た。「主人に妊娠させられるのとは違っていた。あれは自然だった。こんどはそうじゃなかった」と平らなお腹を指した。「うまくいったと思う。今は妊娠二ヶ月です。ふたごかもしれない。私はそうでないことを望んでいるけれど」

「なぜ？」とアムダァがたずねた。「ふたごができるのを祈るべきだわ。もう一人生めば、割増金が入るわよ」

シャラダはアムダァの生き生きした顔を見た。彼女たちが話していることが、突然、理解できた。「私たちにふたごができれば、その分多くのお金を払わなければいけないのですか」と聞いてみた。目立たないところを行ったり来たりしていた現場管理者が会話を聞いていて、元気よく口をはさんだ。

「奥さん、そうです」彼女は言った。「ご主人はご存知です」

「でも彼女がふたごを妊娠していることを主人にも話してくれたのでしょうか」とシャラダはマンジュウーを指さした。

「奥さん、クリニックからご主人にもう伝えているでしょう」

「おばさん、いいことです」アムダァが言った。「あなたたちには子どもが二人もできるし、マンジュウーも少し多く払ってもらえるのだから」

「そう、そうですとも」シャラダはまだ呆然としてうなずいた。ふたご？　それはまったく予想外だった。自分の子どもが一人欲しかったが、二人も生まれることになっていたとは。

「男の子ですか、それとも女の子？」シャラダはおずおずたずねた。

「奥さん、性別を明かすのは法律違反です」現場管理者が答えた。「さあ、マンジュウーと話が終わったのなら、行きましょう。ご主人が待っています」

「どこに行くの？　おばさんはまだ私たちと話もしていないのに」アムダァは笑った。「しばらくおばさんを一人にしてあげて」

シャラダはアムダァを見た。彼女はとても若かった。そしてベッドの下にいる小さい娘ヴィドヤがアムダァにとって代理母の仕事に入る入場券のようなものだった。アムダァに娘がいることで、授精能力があり、彼女の強い子宮で赤ちゃんが妊娠できることを証明できていた。アムダァは肌が白く、ふさふさした巻き毛で、さらに非常にきれいだった。

「さあ、おばさん、ベッドに腰かけて、マンジュウーと話をしてください」とアムダァは言った。マンジュウーをシャラダのそばにすわらせ、他の人たちをみんな追い払った。それからヴィドヤをベッドの下から引っぱり出そうと、身をかがめた。

「このアムダァと彼女の友だちのディーパは、色白で、きれいで、話もじょうずです」マンジュウーは会話のつもりで言った。片言のなまりの強いテルグ語で話した。「彼女たちは教育もあります。だから現場管理者は彼女たちに代理母を探しに来た全部の両親や、それに、私たちと話をしたがっている新聞関係の人たちと話をさせます。だから代理母全員が彼女たちのように頭が切れ、ちゃんとしていると思って帰っていきます。あなたもこれからわかると思いますが、彼女たちは長く私にあなたと話をさせてくれません」

確かにアムダァとディーパは数分もたたないうちにまた姿を見せた。

「おばさん、ディーパのご主人と私の主人が運転手だと知っていましたか。そして私たちが子ども時代から友だちだということも」

アムダァとディーパはよく話した。二人は反対側のベッドにすわり、マンジュウーに意識させた。二人は代理母の家の滞在について話し始めた。体験したこと全部が楽しさで一杯のように思わせた。

「私たちは休息しているの」とディーパが笑った。「家事もしなくていい。料理もしなくていい。がみがみ小言を言われる姑もいない。午前に起きて、ヨガをします。それから食べて、瞑想して、お祈りをします。少し服の仕立てを習わされます。夕方、運動をします。私たちはとてもたくさん強壮剤や薬を飲まされるから、非常に健康になります」

シャラダまで笑わなければならなかった。「でも、あなたたちはここだけにいなければならない。そうではないですか。ご家族がここにいないので寂しくないですか」とシャラダはたずねた。

「どんな家族ですか」とディーパが笑った。「私は絶対に姑がいなくて寂しいなんて思いません。息子は私とここにいます。それから夫ですか？　そうね、私が今のこのようなときに私には何の役にも立ちません」

女性たち全員が大きな声を出して笑い、話し始めた。口数の少ないマンジュウーまでが加わった。

「そうです。確かに大きな息抜きになります。夫に悩まされることもないし」とマンジュウーが言った。

「ただ一つ問題はこの子どもたちのことです」ディーパは続けた。「学校に行かなければいけない。でも私たちがここにいないといけないから、学校にやれない。今の私を見て。まだ妊娠三ヶ月です。これからまだ六ヶ月もある。先生は二度試したけど、失敗だった。この幸運なアムダァ。一回で妊娠して、この牢獄からもうすぐ出られる」

「あら、ディーパ！　ここは牢獄じゃないとさっき言ったばかりなのに、もう牢獄だなんて言う。どちらなのか決めて」とマンジュウーが促した。

「ああ、ここに子どもを置いていることで、私たちといっしょにここに閉じこめられなければならない子どもたちと私たちにとって牢獄だということなの。子どもは何もできない。学校に行くことだってできないのだから。それさえなければ、私は快適だわ」。ディーパは近くに現場管理者たちがいないか心配そうにあたりを見まわした。

「あなたのお子さんたちはどうされているのですか」。シャラダはマンジュウーにおどおどと聞いた。今までマンジュウーの子どものことを考えたこともなかった。子どもがいたのだろうか？

「はい、男の子が一人います。もう大きいです。十歳。学校の寄宿寮に入れています。もう子どもは生まないと思っていました。産児制限の手術までしました。その後、この機会がありました」

シャラダはまためまいを感じ始めた。産児制限の手術をしてもらっているのなら、医者はどうやって彼女を妊娠させたのだろうか。彼女は本当に自分たちのふたごを妊娠しているのだろうか。

「それでどうやって妊娠を？」シャラダはたずね始めた。

アムダァが笑った。「おばさん、手術でなんでもできます。手術でできないことなんてないです。子宮に赤ちゃんを入れたり、子宮から卵子を取ったり。私も二回、卵子を提供したことがあります。簡単でした。卵子を取る前に二十日ほど薬を飲む治療をするだけです。それから病院に行って、卵子を取ります。痛みもないし、何もなかったです。そのたびに二万五、〇〇〇ルピーと贈り物ももらいました。お金は助けになりました」

シャラダは自分の卵子も摘出されたと思った。でもそれに対してお金をもらったことはなかった。赤ちゃんもできなかった。ただひどい痛みがあっただけだった。とにかくこれまではそうだった。しかし、シャラダはとうとうふたごの赤ちゃんを得ることになった。そのことに注意を集中しなければならなかった。

「でも今度は違った」アムダァが話し続けた。「あのときは家にいれた。一晩も病院に入院する必要もなかった。でも今はこのように家に帰ることもできない」とお腹を指して笑った。「初めの頃、妊娠三ケ月になる前に、一度だけ家に帰ったことがあった。二十四時間働く仕事に就き、ヴィドヤも私といっしょにいられるとみんなに話したわ。でも近所の人たちはとても好奇心が強かった。今この状態で家に帰れば、みんなから尋ねられるわ。主人と離れて暮らしているのにどうやって妊娠したのかとか。だから主人のほうがここの私に会いに来ているの。今度家に帰るときは、お金だけを持って帰ることになります。赤ちゃんはいません。だから、何の問題もない」

どうしてアムダァはこんなにのんきにかまえていられるのだろうか？　シャラダは不思議に思っ

た。シャラダは赤ちゃんを生みたいとずいぶん長い間、必死に努力してきたが、アムダァは妊娠しているふたごをいとも簡単に手放すことを話していた。

他のベッドにいる女性たちも今では円になってシャラダを取り囲んでいた。ヴィドヤとマヘシュもベッドの下から這い出してきて、それぞれ母親のひざの上に座っていた。二日前にふたごを生んだばかりのカラだけが、疲れ果てて青ざめた顔をしてベッドに横になっていた。カラは人に話しかけるのに興味がなかった。

現場管理者がせわしく動きながらやって来た。

「十分、十分話した」と彼女は言った。「さあ、奥さん。帰る時間です」

「あと一分だけ」シャラダはそう言って、果物の入った袋をマンジュウーに渡した。もう一つの袋から、あざやかな色の合成繊維でできたサリーを二枚取り出した。「あなたへ。アーンドラ・プラデーシュ州からのサリーです」とシャラダは続けた。またマンジュウーの手に紙幣を二〇〇ルピー握らせた。

「必要なものが他に何かあれば私に知らせてください。ベビーシャワーのお祝いパーティーのためにまた来ますから」

マンジュウーはうなずいた。

「おばさん、さよなら」とシャラダが出て行こうとするとアムダァが手を振った。「今度来られるときに、私はもうここにいません」

シャラダが待合室に帰ると、パーン（訳注　ビンロウの果実をキンマの葉で包んだもの（ガムのようにかむ））をかみながら部屋のすみにすわっている家事手伝いの年取った女性がいるだけでだれもいなかった。

彼女は伝えた。「ご主人が来て、出て行かれました」と言った。「帰ってくると言っていました。何かのことで会計係に話に行きました。すわってください。少なくても十分か十五分はかかりますから」

シャラダは腰をおろした。「マリニさんはどこですか」とさきほどの年取った女性に何気なくたずねた。「今回はまだ会っていません」

「ああ、知らないのですか」年取った女性は急に生き生きした。「先月、やめました。医者と何か問題がありました。私はとても残念です。彼女がこの仕事をくれました」

シャラダは不安を感じた。マリニはおしゃべりで押しが強かったかもしれないが、彼女がいてくれ、医者やスタッフや代理母たちとの調整をずっと取ってくれていたからシャラダは継続できた。彼女がいないとだれがみんなの質問に答えてくれるのだろうか。

年取った女性がやってきてシャラダの隣のいすにすわった。「ここではいろいろなことが行われています」彼女はささやいた。「マリニさんは何もかも知っていました。他の医者のクリニックの人たちとの調整を取り始めてから、問題がありました。その人たちは体外受精と呼ばれるものを始め、一〇〇％の成功だと断言しました。その前にはたくさんの妊娠が失敗だったのです。それなのにどうやってそんなに成功しているのでしょうか」

シャラダは実は知りたくなかったが、たずねなければならなかった。「どうやってでしょうか？」力なくたずねた。

「いろいろな取り違えをしているからです。健康な若い女性の卵子と誰か男性の精子を手に入れ、研究室で赤ちゃんをつくり代理母の子宮に移植するのですが、あなたたちは取り違えを何も知らないで、とても幸せになり、すべてが順調にはこびます。そして赤ちゃんが生まれると、もっと幸せになり、何の問い合わせもしません」

シャラダは気が滅入るような気持で年配の女性の話を聞いた。くだらない考えや、ふと耳にしたたくさんの会話を追い払おうとした。不妊治療クリニックの医者たちから彼女の卵子が生育可能でないと告げられたのを思い出した。一人の女医からラジャパの精子の質が悪いと告げられた。女医は二人が年を取りすぎているので治療を続けることはできないとまではっきり言ったのだった。

しかし、このクリニックの人たちは非常に励みになっていた。赤ちゃんが出来ると約束してくれていた。約束を守って、一人でなく、二人も妊娠してくれた！　どうやってそうなったとか考えるべきでない。ふたごの赤ちゃんを家に連れて帰らなければならない。そしてグルヴァユル寺院の神グルヴァユラッパンに……二人の赤ちゃんの体重を計って、二人分のお砂糖を捧げます、とシャラダは心の中で誓った。

年取った女性は、まだ話し続けていた。「マリニさんは知りすぎたからやめさせられた」

シャラダは素早く立ち上がった。夫が何か知らないでよいことを知る前に、どこにいるか探し出さなければならなかった。子どもがお腹の中で育っているこのような段階になっても夫のことだから「契約書を取り消す」ことぐらいはやりかねなかった。シャラダはふたごの赤ちゃんを無事に家につれて帰るまで、聞いた情報を夫に隠す必要があった。結局、いったん家に着いてしまえば、赤ちゃんがどうやってつくられたかなど誰も知りようがないのだから。

インド　ムンバイ

マニーシャーは姉のビーナの家の小さい玄関口においた簡易ベッドの上で寝返りを打った。熱があり、幻覚を感じていた。ビーナの夫キシャンがそばでいすに腰かけ、テレビのチャンネルを変えてのんびり過ごしていた。音量をいっぱいに上げていた。マニーシャーは突然に部屋に空気が薄いと感じた。

「おねがいです」義理の兄に小声でたのんだ。「おねがいですから音を小さくしてくれませんか？」しかし、彼は聞いていなかった。聞いていたとしても、無視も同然だった。重荷、じゃま者だといつも必ず彼女に感じさせた。彼は一日に少なくとも十回はその言葉を口に出した。マニーシャーに直接でなく、姉に、壁に向かって、子どもたちに、家に立ち寄った友人たちに言うのだった。

事実、夫のシャムはこのような言葉であまりにも侮辱されたので、カトマンドゥーに帰ってしまった。マニーシャーはいっしょに帰ろうとしなかったので、夫に平手でたたかれた。熱や飲んでいた全部の薬で体が弱り、平手でたたかれた後、横になっていた。彼女はたたかれても今度ばかりは一歩も退かなかった。立てていた計画に失敗して家に帰りたくなかった。自分も姉のビーナのように金を稼げることを証明したかった。

頭を混乱させるような状況だった。マニーシャーはどうやって、いつ、卵子を摘出されたのかいまだにわからなかった。それが全部終わって、家に帰される前に、医者がマニーシャーを部屋に呼んで、じきじきに二万五、〇〇〇ルピーの小切手をくれた。さらに現金で一万ルピーよけいにくれた。

「これはボーナスです」と医者はにっこりした。「とてもきれいだから！」

彼女はマニーシャーのほおを軽くたたいた。「私たちのクライアントがあなたの美貌にとても満足して、彼らの友だちにあなたを推薦してくれました。今から数週間後にまたあなたの刺激を始めることができます、それから次の卵子の摘出ができます」

彼女はヒンディー語で話していたが、何を話しているかマニーシャーにはわからなかった。理解できたのは「ボーナス」と「卵子」という言葉だけだった。医者が価値あると考える卵子はどこにあったのだろうか？

マニーシャーはお金と小切手を姉に渡した。

「気分はどうですか？」と医者がたずねた。「大丈夫ですか？」

マニーシャーはうなずいた。「少しお腹が痛いです」と言った。

「先生、彼女は大丈夫です」とビーナがあわてて英語で答えた。「彼女はまだムンバイの水と汚染に慣れていません。またいつ薬を始めるのが安全か私たちに言ってくれれば、妹を連れてきます」

「三ヶ月以内です」と医者が答えた。彼女が英語で話し続けたので、マニーシャーは話している言葉が一言もわからなかった。「彼女の卵子はいいです。二人のスペイン人の紳士があなたの妹さんのルックスにもとても満足されました。あなたに説明したように、二人は結婚していなくて、両方がそれぞれ赤ちゃんを欲しがっているのでいつもより多くの卵子を買う必要があります。彼らはドナーの容貌や肌の色にとても注文が多かったです。それに子どもたちが同じ遺伝子の母親を望んでいました。普段は私たちはそのような選択の自由を与えないのですが、彼らはその分、少し多く払うことに異存がなかったのです。この方法で彼らが幸せになり、あなたの妹さんにも余分のものが入ります」

マニーシャーは家に帰ってほっとした。何も感じなかった。簡単なことだった。もう一度できるだろう。

しかし、一週間もたたないうちに三万五、〇〇〇ルピーのほとんどがなくなっていた。借りていた切符代を姉に返さなければならなかったし、家族の生活費にも金を出さなければならなかった。そして夫がカトマンドゥーに帰ったときに、切符を買うだけでなく、彼らの借金の一部を返済するために残りの金を持っていった。

ビーナは始めマニーシャーがシャムを帰らせたのを怒っていた。「彼はここにいて、あなたを支えるべきだったのに」と言った。「私が見つけてあげた夜警の仕事をずっと続けられたのに。今、あなたが妊娠したら、子どもたちの世話を誰がするの」

マニーシャーは外国人に妊娠させられると考えるだけでも恐ろしいと姉に話す勇気がなかった。

目に見えない卵子を売るほうがよかった。少なくても病院とか、子どもたちと離れた所にいる必要がなかった。

隣の部屋のかごの中で眠っていたダルヴァが泣き始めた。リサも目をさまし、「ママ、ママ」と大声をあげ始めた。マニーシャーは大儀そうにベッドから出て、子どもたちの方に行き始めたとき、携帯電話が鳴った。

「ふん！　こんな騒音に絶えられない」義理の兄は壁に向かって大きな声で不平を言った。「テレビの音も聞こえやしない。自分の家でこんなことにどうして我慢しなければならない」

電話はビーナからだった。「マニーシャー」と言った。「明日、卵子を提供しに来なければいけないと先生が言っている。準備して」

「ビーナ、できない」とマニーシャーは激しく泣いている赤ん坊のほうに苦労して進みながらやっと言えた。「具合がよくないし、ダルヴァも病気なの。泣き声が聞こえるでしょう」

「問題にならない。明日じゃないとだめなの」姉が答えた。「あなたの大事なだんながあなたたちを捨てたから、病院にあなたの子どもたちまで連れていかなければならなくなる」

「たわごとをやめろ」義理の兄がどなった。

翌日、マニーシャーはいやいや二人の子どもを連れてクリニックに行った。

その朝、姉は彼女をどなりつけた。マニーシャーの顔色が悪く、気持ちが沈んでいたので、怒った。「もっとメイクアップをしなさい」と命じた。「医者に悪い印象を与えるべきじゃない。もう呼んでくれなくなる」

マニーシャーは、赤い口紅をもう一度厚く塗り、ほお紅をもっと赤くつけながら、おそらくこれでよいだろうと思った。「夫のシャムといっしょにカトマンドゥーに帰るべきだった。夫が言うのが正しかった。これは仕事じゃない。これは……」。彼女はこれが何か知らなかった。

今回、マニーシャーはクリニックで神経質にならなかったし、興奮もしなかった。ただ面倒な仕事を乗り越えたかった。シャナーズが妊娠で重そうな体をした姪といっしょに近くに来た。

「ビーナの妹さん、こんにちは」マニーシャーの片ほおをつねりながらシャナーズが言った。「元気ですか。何、まだ妊娠じゃないの？」

「まだです」マニーシャーに代わって姉のビーナが答えた。「また卵子を提供に来ただけ。妹の卵子はとても希望が多いって医者から言われているのよ。妹は妊娠する前にもう二回ほど卵子を提供するかもしれない。妹が何もかも、とてもこわがっていて。実は、妹は少し早くまた治療が始まったのよ」。ビーナは声を落としてささやいた。「クライアントが熱心で、妹の卵子をとりわけ気にいっているので、三ヶ月待たなかった。妹は窮地に陥っているのよ。だんなが怒ってネパールに帰ってしまった。今、子どもの面倒をみてくれる人がだれもいないのよ」

「それならあなたが妊娠しなさい」シャナーズが姉に助言した。「あなたはお金が緊急に必要なのだから。あなたが仕事を終われば、妹さんがすればいい。時間を無駄にしないで。自分で気がつく前に私みたいに年を取り、あなたの体がもうできなくなる。それに、このきれいな若い女性の卵子のためなら、先生もいつもより多くお金を払ってくれると思う。そうしないと、妹さんは体をこわし、何の成果も得られない」

ビーナはうなずいた。「そう、そのとおりだわ。この前、先生はボーナスをくれた。今度は、もっとくれるように頼んでみるつもり。特に先生が規則を破って、規定の三ケ月が完了していないのに、マニーシャーを治療に入らせたのだから」

「彼女は知っているの？　あなたの妹さんは……知っているの？」シャナーズはたずねた。

ビーナは首を横にふった。「妹に何も話していない。いずれにしても、妹にはわからない」

摘出が終わると、処置を行った研修医がマニーシャーにやさしく話した。「かわいそうに！　体の具合が悪いのでしょう。家に帰って休息を取ってください。本当によい子宮です。どうして代理母にならないのですか。これから何度、卵子を提供するつもりですか。前回はどのくらい前に提供したのですか」

「先生、六ケ月前です」ビーナは嘘をついた。「妹は大丈夫です。少し熱があるだけです」

その研修医はクリニックに来たばかりだった。彼女は少し疑い深いようだった。「六ケ月ではないはずです。まだ柔らかい子宮をしています。もっと最近に卵子を提供したに違いありません」

マニーシャーはまだふらふらしていたので、姉と医者が何を話しているのかまったく理解できなかった。姉の手を強く握り言った。「家に帰ろう」

インド　グジャラート州アーナンド

スミはクリニックの廊下に座り、呼ばれるのを待っていた。昨日、ベンとドラがついにふたごを連れていってしまった。赤ちゃんは本当にきれいだった。両親のようにきれいだった。自分があの子たちを生んだのが信じられなかった。

最後の数ヶ月は、小さなブロンドの頭が彼女の薄黒い胸に鼻をすりつけてお乳を飲んでいるのをみるたびに気持ちが沈むことがたびたびあった。このようなことも終わり、二度と子どもたちには会えないだろう。

お腹に子どもたちを妊娠していたときはこういうことを考えたこともなかった。仕事をしている感じだった。お腹の中の命と、自分が関係ないみたいだった。実際に、日本人のふたごを妊娠していたとき、まったく愛着を感じなかった。出産後も赤ちゃんに会っていなかったので、いなくなっても何も感じなかった。

思い出してみると、本当はそうでもなかった。自分が日本人のふたごを生んでも、肌が白く、鼻が低い日本人に本当に似ているのか見てみたかった。でも、見ることができなかったので少しがっかりした。日本人に本当にふたごをスミに会わせてはいけないと非常にうるさかったからだ。事実、彼らは赤ちゃんを抱き上げるとすぐに去っていった。彼らはスミに会うこともなかった。

しかし医者に託してスミのために贈り物と気前のよい額の金を置いていった。

ドラやベンとの経験はまったく異なっていた。赤ちゃんたちだけでなく、彼らともきずなを深めた。大変に思いやりのある夫婦で、生まれた赤ちゃんに大喜びだった。スミは息子のロイットが生まれたときでも彼らほど幸せだったか思い出せなかった。息子が生まれたときに感じたのは、男の子を生んだという安堵感だった。娘だったら、息子が生まれるまで無理でも努力を続けさせられただろう。もう息子が生まれたのだから妊娠する必要がない。一人の子どもをうまく育てることができた。

しかし、状況が一変した。スミはさらに二度も妊娠した。もうたくさんだ、廊下で待ちながら思った。もうこんなことをするには年を取りすぎている。

ある日、ドラに心配そうに聞かれた。「スミ姉さん、赤ちゃんをとても大事にしてくれているので私たちがこの子たちを連れていくと、気を悪くしませんか」

スミはドラにこう聞かれて驚いた。もちろんそのようなことをたびたび考えた。考えざるを得なかった。赤ちゃんが本当の両親といっしょに去って行かなければならないときのことを考えすぎないようにと自分に言い聞かせてきた。だからできるだけ正直に答えた。

「およそ十ケ月間、私のお腹にいました。いなくなれば寂しいと思わない訳がありません。私の一部でもあるから。でもあなたたちの子どもさんです。私はよくわかっています。あなたたちがふたごを連れてかえり、幸せでいてほしいと願っています。ときどき写真を送ってください。もしいっしょにインドに来ることがあれば、私に会いに子どもたちを連れてきてください」

ふたごの赤ちゃんはもう行ってしまったが、スミはあるむなしさを感じていた。おそらく日本人のふたごのときのように顔もみないで手放すべきだった。赤ちゃんにお乳を飲ます別の人を見つけてくれとドラにたのむべきだった。三ヶ月間、ふたごの赤ちゃんに授乳し、世話をするための報酬である五万ルピーの追加料金に欲深くなるべきでなかった。

いや、そうしたのはお金のためだけではなかったとスミは自分に言い聞かせた。とにかく、両親と、そして彼らをとおして赤ちゃんたちともつながりがあった。あの白人のふたごの赤ちゃんのベビーシッターだけをしていても、いなくなればさびしく感じただろう。

「スミ、先生が呼んでいます」とモナが医者の部屋から出てきて伝えた。

モナは今では通常の仕事に復帰していた。注射をするのが非常に上手で、仕事ぶりは人気があった。モナは出産したふたごの赤ちゃんを思い出さないのだろうか。アメリカで暮らすＮＲＩ、つまり、国外に住むインド人の夫妻が期限ぎりぎりで赤ちゃんを連れにきた。それまで一度も訪ねてきたことがなかった。そして、日本人夫婦のように、出産したばかりのふたごを一目見ることもモナに許さなかった。

夫婦が赤ちゃんを連れに来たとき、彼らの出身地の村から女性を一人連れてきていた。健康診断のためにその日クリニックに来ていたディーシャが、その村の女性と二人で分娩室の外の通路で待っているときおしゃべりをした。後でディーシャがスミにその話をしてくれた。「名前はレカ。夫婦はここから遠くない出身地の村からレカを連れてきたの。レカは貧しい親戚か何かです。彼女自身の子どもは今、一歳くらい。彼女は昨日までその男の子にお乳を飲ませていたと思うけど、その子を自分の母親にあずけている。NRIの夫婦がふたごの赤ちゃんに授乳してもらうために彼女を雇ったのよ。そして夫婦がアメリカに帰るときに、赤ちゃんの面倒をみてもらうために彼女も連れていくそうです。奥さんが会社で高い地位か何かに就いていると思うから」

スミはタイミングのよい打ち明け話に驚いた。「でも赤ちゃんにお乳を飲ませるために、ここから女性をわざわざ連れていきたいとどうして思うのかしら」とたずねていた。「アメリカには赤ちゃんのためにとてもよい粉ミルクがあるはずなのに。アメリカの赤ちゃんの写真を見たことがある。とても健康そうだった」

ディーシャは肩をすくめた。「わからない。生まれて最初の数ケ月は赤ん坊には母乳だけがいいと言われている。おそらくそのためだと思う。レカもふっくらしていて、健康そうだった。夫妻はインド人の母乳で子どもたちに大きくなってほしいと思っているのだと思う」

ベンとドラに赤ちゃんに授乳してくれるかどうか聞かれたとき、スミはディーシャとの会話を思い出した。あのグジャラート州出身のアメリカ在住の夫婦はどうして同じようにモナに聞かなかったのだろうか。モナを雇って、赤ちゃんにお乳を飲ませてもらうことだってできたのに。

スミも今ではわかっていた。モナが赤ちゃんに授乳すれば、彼女は彼らに愛着を持つことになるとあの夫婦は恐れていたに違いない。それにベビーシッターも兼ねてアメリカにいっしょに連れていきたかったのだ。モナは仕事や娘や夫を残して、アメリカに行くことを間違いなく同意しなかっただろう。スミ自身がオーストラリアに行くために夫や息子を残してしまうことがないように。スミは赤ちゃんがいなくなりとても寂しかったが、自分の子どもでないとわかっていた。おそらくレカは彼女の家族を残し、アメリカに行ってもかまわないと思うほど本当にお金が必要だったのかもしれない。

「モナ」とスミは大声を出した。「赤ちゃんがいなくて寂しくない？」

部屋をちょうど出て行こうとしていたモナがスミの声のほうを向いた。

「赤ちゃん？　どの赤ちゃん？」モナは平然と返した。「私のただ一人の赤ちゃんは娘で、今はもう工科大学に行っているわ」

モナはスミの途方にくれた顔を見て、ドッと笑い出した。「スミ、元気を出して。あの子たちは私たちの子どもじゃないのよ。そう、しばらくいやだと思うでしょう……特に、あなたは出産してからお乳を飲ませていたのだから……。でもそれもつかの間のこと。すぐに忘れてしまう。私の経験から言っているのよ。このクリニックで働いているので、それがどういうことかわかるの。さあ、行って。先生がお待ちだから」

医者はスミに支払いをするために呼んだのだった。スミは赤ちゃんが一人の場合には四〇万ルピー、ふたごの場合には、追加で五万ルピーの金額を受け取る契約を結んでいた。妊娠中の生活費としても月々三、〇〇〇ルピーを受け取っていた。「ベビーシャワー」のときには、ドラとベンから服、金のネックレス、お金などのプレゼントをもらった。ベンはスミの息子ロヒットに古いアイパッドもくれ、その贈り物に息子は大喜びだった。さらに、二ケ月間、ふたごの子どもたちにお乳を飲ませ、世話したので五万ルピーが追加された。

スミは支払ってもらう額の一部をすでに受け取っていたので、今回は医者が残りの金額を手渡してくれた。ドラとベンはスミのためにそれ以外の金も残してくれていた。

「スミ、このお金でどうするつもりなの。この前に受け取ったお金で家もすでに買っているし」医者がたずねた。

「先生、まだたくさん支払いが残っています」と答えた。「家のローンもまだ全部返していません。それに今年は私の息子も大学に行くし、彼はバイクを欲しがっています。夫のスクーターもとても古くなっていて、買い換えなければなりません。気がつく前にこのお金はなくなってしまいます」

クリニックの外でスミの夫がスクーターに乗って待っていた。彼女が後部座席に座ると、夫がたずねた。「追加の金をいくらくれた？」

「それほどでもなかった。実際は、日本人のほうがよかった。あの人たちの方が年を取っていたし、金持だったから。でもこの三ケ月でだいたい少なくても五万ルピーは追加収入があった」

突然にスミはハンドバックの中のどこかから携帯電話が鳴っているのを聞いた。

「待て。もうすぐ家に着くから。家で電話を取ればいい」と夫が言った。「お前は現金を持っている。

だから途中で止まりたくない」

スミは家に着き、だれからの電話か確認する前にトイレを使った。彼女が出られなかった電話は医者の事務所からだった。全部が終わってからどうして電話をしてきたのだろうか。

「スミトラ・ベン、病院に戻ってきてくれませんか」。折り返しの電話をすると、医者の助手が言った。「オーストラリア人のご夫婦が赤ちゃんを連れて戻って来られ、あなたを探しているのだと思います」

スミはうろたえた。どうして自分を探しているのだろう。何か間違いでもあったのだろうか。彼らがもうオーストラリアに帰る途中だと思っていた。スミはイタリア人のこれからなろうとする両親が政府当局と何か問題があって、赤ちゃんを連れて帰れないことがわかり、友だちのニーナが大変な思いをしたことがあったのを思い出した。ある時点で、ニーナはイタリア人夫婦に子どもを連れて帰る方法がないので、金を出すから子どもをあずかって面倒をみてくれとたのまれた。ニーナはとてもこわくなり、その場から姿を消して、約一年間戻ってこなかった。スミはその赤ちゃんに何があったがまったく知らなかった。

夫は二人で出かける前にスミに現金と小切手を金庫に入れさせた。クリニックに戻る途中で夫はスミにずっと注意した。

「相手の問題に巻きこまれないようにしろ」と彼は言った。「彼らは金持だ。私たちは貧乏だ。今までしてきた以上はもう助けることはできないのだから。プラティ・ベン・メータがあの日本人の子どもを出産してから、どんなに圧力をかけられたか覚えているだろう?（訳注　第4章「だれの赤ちゃん?」の「エピソード　2」参照）。日本人夫婦が離婚し、父親に妻がいなくなった。独身になった男性が子どもを引き取ることが認められず、赤ん坊を連れて日本に帰れなかった。プラティ・ベン・メータは運よく、出産後は子どもへの責任がないという契約書に署名していた。

「私もそういう契約書に署名しています」スミが答えた。「それに、この二十四時間の間にベンとドラは離婚していないと思います！　何か他のことに違いない」

「おまえの契約書は問題ない、そうだろう？」夫が心配そうにたずねた。「私は契約書を読んだが、あの法律用語が全部はわからなかった」

「先生が契約書は完ぺきだと言っていたわ。私は先生を信用している」スミは明快に答えた。

二人が病院に着くと、ベンとドラが冷房のきいた待合室に座っていた。ふたごの赤ちゃんをそれぞれが抱いて、ひどく動揺しているようだった。ドラに抱かれたふたごの一人が泣きわめいていた。

「スミ姉さん、あなたに会えてとてもうれしいです」ドラが大声で叫んだ。「サミュエルがこのように泣いているの。とてもお腹をすかせているの。お願い、お願いだからあなたのお乳を飲ませてくれない？」

後から待合室に入ってきたスミの夫が彼女の腕をとって引きとめようとした。「奥さん、どうされましたか」と聞いた。

ふたごのもう一人を上手に抱いていたベンが一枚の紙をスミの夫にふりかざして、「これだ」と言った。たくさん汗をかき、汗のしずくが彼の腕のなかで穏やかに眠っている娘サマンサの上に落ちた。スミの夫はベンから紙を取りじっと見たが、理解できなかった。「どういうことですか」とたずねた。

「スミ姉さん、お願い、お願いだから私を助けて。この子にお乳を飲ませてください。私たちがここにいなければならない間は、またあなたに支払いをしますから」

スミは彼女のほうに眉をひそめる夫のほうをちらっと見た。彼はスミに断るように合図を送っていた。しかし、スミは自分の感情を抑えられなかった。お乳がもうわき出ていた。サミュエルを母親から急いで抱いて、人目を避けてお乳を飲ますために奥の部屋に入った。

モナがクリニックの顧問と到着した。

「どうされましたか」と顧問は聞いた。

「ＤＮＡテストを公認されたセンターでしてもらう必要があるなんて知らなかった」ドラが説明した。「私たちが赤ちゃんのために出国ビザをもらいに行ったら、ビザを断られたのです」

「見てくれ」とベンは、代理母から生まれた子どもたちにオーストラリア市民権を申請する方法を概説したオーストラリア高等弁務局発行の文書を指さしながら言った。「とにかく、私たちはこれを見落としていた」。彼は強調された直接に関係する部分を指でぐいと突いた。

「私がこのことを知っていれば、オーストラリアで私たちのＤＮＡテストをしてもらっていたのに」

ベンは取り乱し、額の汗をぬぐいながら言った。

「私たちは簡単なことだと思って、ふたごのＤＮＡテストをするのが認可された同じムンバイの研究所で私たちもしてもらった。それなのに、オーストラリア政府の役人に証人として署名してもらわなければならないので、それが法的に無効だと今になってわかった。予約して、デリーに行かなければならない。全部終わるのにどのくらいの時間がかかるかわからない」

サマンサが目をさまして興味深そうに周囲を見ていた。突然、泣き始めた。

DNAテスト　代理出産の場合

子どもとオーストラリア市民である将来の親／代理母依頼主である親は、DNAテストを受けることが要請されている。この件で、次の点に注意を要する。

・あなたは、DNAテストに関連するすべての費用を支払う義務がある。
・オーストラリア市民である将来の親／代理母の依頼主である親は、オーストラリアでDNAテストを受けることが要請される。オーストラリア市民である親がインドにいる間にインドでDNAテストを受ければ、処理の遅れが生じることが予想される。
・インドで、子どものためのDNAテストをニューデリーかムンバイの特定の保険医のもとで受けなければならない（以下に詳細）。

・こうした特定の保険医だけがDNAテストを実施することが認められている。他の保険医によるDNAテストの結果は、市民権の申請のために受理されるものではなく、再度受診の必要がある。その結果、処理に遅れが生じ、申請人に余分の費用がかかるので、そうした保険医にDNAテストの予約をすべきでない。

・新生児は公認された保険医にムンバイでＤＮＡテストを受けられるが、オーストラリア市民である将来の親／代理母の依頼主は、自費でニューデリーに行き、ＤＮＡテストを受け、オーストラリア政府の役人に証人として署名してもらわなければならない。
・助言機関はＤＮＡテストを実施できる特定のセンターの詳しい情報を提供した。

「スミ姉さん、スミ姉さん、どこですか」とベンが叫んだ。

「抱かせて、私が赤ちゃんをスミのところに連れていくから」。モナがピンクのフリルのついた服を着せてもらった小さな子を抱き上げた。「あなたたちは早く法律顧問と問題を解決してください」

イギリス　ロンドン

ミーナはイスに気持ちよく座り、安堵の深いため息をついた。やれやれ、ルクと彼女の夫がインドに発ってくれた！　ラムのいとこ、ルクの好奇心の強い質問をかわすのにこの二日間は本当に大変だった。

しかし、ルクが訪問してきたことで悲しみや困惑を感じる結果にもなった。

ミーナもラムも正しいことをしていたのだろうか。

ルクと彼女の夫はアメリカからインドに帰省する途中で、予告なしに突然にイギリスのミーナの家に立ち寄ったのだ。四十代のルクは成長した子どもたちがいた。妊娠から出産、子育て、家事の切りもり、西洋での暮らし、義理の親に対する接し方など、あらゆることに知識豊かな意見を持っていた。

「あなたは不妊治療を受けたに違いない」と来るとすぐに言った。「あなたがふたごを生むとお母さんが言っていたわ。ふたごは私たちや、あなたの家系にも、伝わっていないのよ。それどころか、あなたのお腹にふたごがいるように見えないわ。今、何ケ月になるの？　四ケ月？　五ケ月？」

ミーナはただうなずくだけで、料理を続けた。

「十年、違った？　あなたたちは結婚して何年になるの？」

ミーナはまたうなずいた。

「どこで不妊治療をしてもらった？　ここで、それともアメリカで？」

「実は、インドで」

「インド？」ルクは疑うようにたずねた。

ルクは大人になってからの人生のほとんどをアメリカで暮らしていたので、自分があとにした出生地インドと何かよいことを結びつけて考えられなかった。「なぜ？　あなたたちは二人ともアメリカとイギリスで暮らしたことがある。なぜインドなの？　インドだと何もかも台無しにされてしまうのに」

「うまくいったから」とミーナは怒って答えた。「不妊治療専門家の親友がいて、私たちを助けてくれたの。実際に、私がここでかかった医者たちより、はるかにいい仕事をしてくれたわ。さあ、もう夕食にしましょう」

「アーモンド粉ミルクはどこにあるの」。その日の遅い時間にルクはミーナの台所にある食器棚をくまなく探しながら聞いた。「あなたのお母さんがミルクと混ぜる特別な粉を送ってこなかった？　あなたを強くし、赤ちゃんの肌を色白にしてくれるアーモンドとサフラン＊の非常にいい成分が含まれているの。お腹の赤ちゃんのために、アーモンド粉ミルクを飲まなければいけない」

＊訳注　〔アヤメ科の植物〕サフランのめしべの柱頭を乾燥させたもの。薬用・染料・香辛料用。

ミーナは返事をしないと決めていたが、一瞬パニックに襲われた。母親にアーモンド粉ミルクを準備し、アリスにそれを飲ませて欲しいとたのむべきだろうか。それと、毎週、アリスに一かご果物を届けてほしいとたのむべきかもしれない。どうしてもっと早くこんなことに気がつかなかったのだろう。

「あなたが食べる物がとても大切なのよ」ルクは話し続けた。「それがお腹の赤ちゃんに届くから。赤ちゃんが栄養を他のどこから取れるの？　新鮮な果物や野菜を必ずたくさん食べて、私たちの母や祖母たちが送ってきたように、あなたのお母さんにもアーモンド粉ミルクと自家製のトニックウォーター（訳注　少量のキニーネ・レモン・ライムで風味をつけた炭酸飲料）を送ってくれるようにたのみなさい。あなたのような最近の若い女性たちは信じないかもしれないけど、すごく違いがあるのは確かだから。あなたの赤ちゃんの栄養状態がよくなり、あなたも母乳もよく出て、出産後、体型も普通より早く元に戻る」

そしてそれだけで終わらなかった。去る前にミーナにもっとよいアドバイスをした。「カルナータカ音楽（訳注　インド北部のヒンドゥスターニー音楽に対して南部で主流の古典音楽についていう）をたくさん聞きなさい。そうして初めて赤ちゃんはよい音楽のよさがわかるようになるわ。ラムがカルナータカ音楽をたくさん集めているのを私は知っている。それに、お腹の赤ちゃんを落ち着かせるためになだめる音楽や子守歌を聞くのも忘れないでね」

ルクが突然に身をかがめて、ミーナのお腹を軽くたたいた。あまりにも突然だったのでミーナは肝をつぶした。しかし、お腹のことで何も批判しなかったので、何も疑っていないのは明らかだった。

それよりも彼女は独り言を続けた。「赤ちゃんはここの全部のことを聞いている。脳の研究がたくさん行われていて、子宮の赤ちゃんはあなたが考え、感じることを全部、食べるもの全部を吸収すると言われているのは知っているでしょう。あなたの環境全部が重要なの。だから、穏やかに暮らし、十分休息をして、心配の原因になることは考えないことだわ」

「さあ、さあ、ルク、飛行機に本当に乗り遅れてしまう。空港までは遠いから」とラムに言われてルクは家から押し出されたようだった。

ルクはミーナをいらいらさせ、おせっかいであったが、言っていたことは本当なのだろうか。

「ナンセンスだ」ラムが見送りから帰ってきたとき鼻息が荒かった。ルクはミーナに助言したことを全部ラムに話したのだった。「確かにアリスは十分に食べなければいけないし、飲酒や喫煙はしてはいけないことだ。そういうことは代理母の家が保証してくれていると思う……お前の友だちのラーダーも私たちにそう保証してくれたのだろう。だがアーモンド粉ミルクやカルナータカ音楽といったことは全部たわいのない言い伝えにすぎない。それに、まったく違った文化的背景の出身である女性におまえの考えを押しつける権利はないはずだ。彼女は本当に私たちのために尽くしてくれている。私たちはそれを忘れないようにしよう」

それでも、ミーナはラーダーにたずねてみる必要があった。ラーダーに電話した。「ミーナ、ラムが言うとおりだわ。私たちが一番気をつけなければいけないのは、アリスが健康でいてくれ、無事に出産してくれることなの。他のことは重要じゃないわ。彼女はとても思いやりのある女性で、あなたたちが肉を食べないのを知って、自発的に菜食主義になったのよ。あなたたちは彼女に何も押しつけていません。最大の敬意を払って彼女に接していますよ」

「まあ！　彼女が私の赤ちゃんを妊娠してくれていてとても運がいい」ミーナは涙を流しそうだった。「実は、菜食主義になってもらえるかどうかたずねたかったけれど、そんなことをする権利はないと思っていた」と彼女は白状した。「ラーダー、とてもとまどっているの。私は正しいことをしているのかしら？　私は自分の利己的な必要のために、彼女の体を悪用しているのでしょうか？」

「どうしたの」とラーダーがたずねた。「どうしてそのような疑問を持つようになったの。この前、あなたがデリーにいたときはとても幸せだったのに。あなたの義理のご両親のせいなの？　彼らはまだショックから立ち直っていないの？」

「あの人たちは大丈夫です」ミーナは言った。まだ少し涙ぐんでいた。「私には言いません。あの人たちは何かで私に裏切られていると感じてはいます。でも、ラムが週に一度は電話してくれています。そうではなく、シリン。シリンに悪く言われて」

シリンは学生時代からのミーナの親友だった。夫と二人の幼い息子とロンドンに移住していた。彼女は大学でジェンダー研究を教えていて、ミーナが代理母を雇ったと話すとひどく驚いた。

「何ですって、ミーナ！　よりにもよってあなたが！　自分の子どもを持つために他の女性の体を使うなんてあなたはどうして考えられるの。なぜ？　なぜなの？　そんなに子どもが欲しくてたまらないなら、養子を取ることもできたのに」

ミーナはシリンの反応に不意を突かれた。シリンのこのような反応を予想していなかった。「シリン、何が問題なの」とミーナは怒って言い返した。「あなたには私の経験がわからないのよ。あなたは何も問題がない。あなたは自分が女性であることを証明できている。息子さんを二人も生んでいるのだから。あなたには話し説教する余裕がある。でも今までに私のような女の視点から問題を考えてみたことがあるの？」

「ミーナ、あなたが私の隣に座って、他の女性を商品化できてうれしいと言うなんて予想もしなかったわ。あなたは彼女の子宮を使い、それに対して彼女に代金を払って幸せなの」

「シリン、でも彼女は自発的にしている」とミーナは言った。「お手伝い、プログラマー、医者のように、彼女はただサービスを売っているのよ。私が他の女性を都合よく利用するように。私は彼女がしているサービスに対して彼女に支払をしている。そしてそのお金は彼女にとても役立つことになると、自分でもそう話してくれた」

しかし、シリンは耳をかそうとしなかった。「ミーナ、あなたは知的で、教育のある女性だわ。遺伝学的に関係がある子どもを生んで、一人前の女性であることを証明する必要なんてあなたにないことはよくわかっているはずです。あなたに受胎能力があるかどうかであなたを判断はできない。あなたがこのことを決定した時点に戻るのはもう遅すぎるのはわかっている。でも、あなたはあらゆる視点から理解しなければいけないと思う」

シリンとの話の後、ミーナは机の前に座り、ネットからダウンロードした全部の資料をスクロールした。

何人かの書き手は、代理母が女性の体の普通の生物学的機能を売れる商品に変える、と納得のゆくように論じていた。代理母のサービスが宣伝され、女性が子宮を貸す特定の目的のために募集されるので、代理母は女性の弱みを食い物にする十分な余地のある単なる商取引だと彼らは論じた。

赤ちゃんの繁殖が酪農業のような重要な産業になるだろうと、背筋が寒くなるような未来を予想しているライターたちもいた。それはまさに特定の目的のために繁殖させられ、育てられる搾乳用の雌牛のように、代理母と卵子ドナーが使われる恐ろしい世界だった。赤ちゃん商取引と選択生殖があたりまえのことになるだろう。このわなにひっかかる何も知らない、多くが貧困女性は、自分自身の権利を持たない赤ちゃん孵《ふ》化器になるだろう。

「レンタル子宮」というような言葉を使うことで、あるいは、代理母の子宮を孵卵器、あるいは箱、またはオーブンや妊娠の嚢（訳注 のう・ふくろ）とまで呼ぶことで、それは具体化できると論じるフェミニストたちもいた。全部のプロセスを奴隷制度と関連づける他のフェミニストたちもいた。金と引き換えに生んだ子どもを手放す代理母を雇うことは、母親と子どもの両方からある譲渡できない権利を奪うと彼女たちは主張した。この権利は自然で譲ることのできないものである。この場合、それは母親である権利、あるいは、特定の母親の子どもである権利だった。「アウトソーシング（外部調達）子宮」という言い方は、特にインドで雇われる代理母について言うとき、この種の商品化の典型であった。

しかし、体外受精や代理妊娠がここに存在するのだから、過程で伴う生命倫理の問題をすべての国が直視し、何が問題か明白にする必要があることにはほとんどみんなが賛成していた。国々は体外受精、卵子売買、代理出産を事情しだいで規制する、あるいは規制をとくべきである。

確かに、異なる国々には異なる規制や、異なる倫理的問題があった。イギリスでは卵子に、あからさまな支払いをすることは禁止されていたが、アメリカには「消費者の需要」で成長した高度に分化した市場があった。イギリスには体外受精のための国の監督機関があったが、一方でアメリカは州によって異なる法律的判断がある。またフランスでは社会的正義に焦点を合わせた異なる規範を守っていた。ヨーロッパでは、卵子にあからさまな支払いをすることは法律が許さないが、ドナーには「実費」の金の受け取りを認めていた。イギリスでも同じだった。イギリスでは利他的代理出産、すなわち、代理母に「実費」だけが支払われる代理出産も認められていた。そうは言っても多くのヨーロッパの国々は、全体的に見て代理出産を禁止していた。

しかし、こうしたすべての、いわゆる、保護措置はただの見せかけにすぎなかったのだろうか。なぜなら子どもが欲しくてたまらない両親は、あらゆる法律の抜け道をいつも見つけるようだ。卵子不足のフランスやオーストラリアの夫婦は、卵子が安いインドのようなもっと多産の国へ旅行した。

いくつかの国々ではゲイのカップルが代理母を雇ったり、卵子を買ったりするのを禁止していた。彼らもそうした禁止がないインドにやってきた。そうした「非合法的」、あるいは「受け入れられない」方法で生まれた子どもを連れて自分の国に帰るために出国ビザが必要になったときに問題が起こった。

「費用」としての支払額が実質的であれば、多くの女性が単なる商取引のために代理母になるようにしむけられなくなるのだろうか。もしそうなら、代理母になることは悪いことだったのだろうか。

商取引の代理出産に反対の人たちは、代理母が社会的・経済的に金持ちの未来の両親と同等でない、そのために代理母は奴隷やお手伝いとして実質的に扱われていると主張した。代理母は契約書に署名しているので、もし彼女の気持ちが変わっても赤ちゃんを手元におく権利を放棄しなければならなかった。

インドは、主に特定の法律がなかったことで、商取引代理出産の中心になっていた。日ごとに成長している全体で何千万ルピーにものぼる産業について、政府機関であるインド医療研究評議会（ICMR）がガイドラインを出して規制した。これらのガイドラインによれば、女性は三回ほど代理母になることができ、子どもに対する彼女の権利を譲り渡す契約書に署名しなければならなかった。もっと多くの規制を提起する法案が政府とまだ係争中だった。

生殖ツーリズムは世界規模の巨額の金を生み出すものになっていた。すべての国に将来の両親がかなりの犠牲を払って相当の高値で入れる「裏口」があった。事実、インドで、合法的代理出産を支持する人たちは、あまり多くの規制が効力を発すれば、生殖産業全体を地下にもぐらせることになり、本当に助けが必要な人たちにもっと多くの問題を引き起こすと主張した。

ミーナは疲れてコンピューターのそばから立ち上がった。シリンは正しかった。たくさんの倫理的問題を伴っていた。しかし、当座は、彼女はそれらに目をつぶらなければならなかった。彼女は傷ついた子宮を持つ女として、自分自身の観点からしか考えられなかった。アリスは天界からきた彼女の天使だった。ふたごの赤ちゃんはアリスに代理母になってもらって幸運だった。ミーナは赤ちゃんたちにもそれを決して忘れさせないだろう。永遠に。

第6章　空想科学小説のシナリオ

エピソード3　授精卵のゆくえ

それは数年前であれば理想的な空想科学小説の題材となったような超現実的なシナリオである。人間の受精卵、すなわち科学者が好む呼び方である胚盤胞（訳注　はいばんほう。授精直後の卵割期を終えた胚）は、二つの奇妙にも異なる理由で需用が高い。一つの理由は、不妊の夫婦のために子どもをつくるためと、もう一つは、幹細胞研究を行っている研究所に素材を提供するためである。

胚盤胞は、受精卵が生じる内部の細胞集団と呼ばれる細胞のかたまりを含む受精卵の発達初期の空洞の薄肉組織である。その段階で、胚盤胞は人間の姿にはまったく似ていない。しかし、それは人間の初期の細胞核である。

不妊治療クリニックで、胚盤胞は、試験管の中でつくられる。つまり、試験管やペトリシャーレ、あるいは、生きている有機体外のどこかほかの所で卵子に精子を注入してつくられるということを意味する。自然では、胚盤胞は女性の卵子が精子に受胎させられたとき、女性の体内でつくられる。

不妊治療クリニックでつくられる胚盤胞は、それらをつくる「これからなろうとする」両親に予想以上に希望を提供する。血のつながりのある子どもを求めてここまでくるのに両親は、非常に高価な不妊治療に、何年も歳月を費やしてきた。肉体的・精神的・感情的ショックとなる経験をしてきただろう。従って、これらの初期の受精卵は、両親には経済的・生物学的・感情的な計り知れないほどの価値がある。

夫婦が何度も試せるように、不妊治療クリニックでは、たいてい、多すぎる授精卵がつくられる。生育可能と思われる受精卵が、一つか二つが着床し、妊娠という結果に終わるという希望を持って、子宮に移される。最後に必要とされない受精卵は捨てられる。

「廃棄物」として指定された受精卵は、異常に授精された、あるいは、何か他の理由で成長できない受精卵を含んでいることがある。移植にふさわしい生育可能な冷凍の受精卵も含まれているが、それらは予備であったため使用されなかった。

もし将来の親がこうした受精卵を使わないと決めれば、他の夫婦に養子縁組のために与えることや、研究のために寄付することができ、もしくは生物学的廃棄物として処分するようクリニックにたのむこともできる。受精卵を冷凍保存しておくのは非常に費用がかかるので、大多数の将来の親は、家族が全部そろっていると感じるとすぐ予備の授精卵をどうするか決定する。

こうした非常に貴重な、捨てられた受精卵をそばで待機して待っているのが、研究所である。受精卵や幹細胞研究は、再生医療および治療薬の分野で大きな潜在価値を有すると予測される最先端の科学の領域にある。

素人には、科学者たちが研究の目的だけのために試験管で人間の受精卵をつくることを考えると、研究が医学の驚異的な進歩を約束しても、ぞっとすることだ。そして、たいていの国々で、その土地の法律がこの倫理的な心配を反映している。その結果として、研究所は、研究のための「廃棄物」、または、「予備の」受精卵を不妊治療クリニックから手に入れなければならない。

米国小児科学会を含む多くの科学的組織は、研究の目的で受精卵を確保するためにある指針を遵守させようとしている。このようにして、研究のために人間の受精卵をつくるのは、商業的な目的だと確実に思われないようにしようとしている。

研究のために使われる受精卵は、その結果、冷凍が必要であるし、臨床学（訳注 人体の構造と病気のなりたちについての原理を学ぶ基礎医学に対して、患者を実地に診察・治療することを主目的とする医学の分野）的に見て、もう必要とされないものでなければならない。提供者（ドナー）は受精卵と引き換えに金を得てはいけない。医者は体外受精の治療で自分自身がつくった受精卵で研究を行うことはできない。医者や不妊治療クリニックは調査研究所に受精卵を売ることが許されないし、研究所それ自体も不妊治療クリニックに譲与された物を譲り渡すことは認められない。

国際的な監督機関が受精卵の入手先や、摘出方法について監視しても、あいまいな部分が多く残る。たとえば、国際的監督機関は、処分された受精卵の遺伝学的な所有者が、研究のために使うことを、よく理解した上で、同意したと保証できるのだろうか。

不妊治療クリニックが売る目的で受精卵を多く非合法的につくっていないと、国際的監督機関は、請け合えるのだろうか。

国際的なガイドラインによれば、受精卵は授精してから十四日以上の間は研究に使えない。これには理由が二つある。第一に、双生児をはらめば、つまり、胚盤胞がもっと多くの胎芽に分裂するとすれば、最初の十四日すぎてからである。そのために、この日より前の胎芽は、はっきりした成長しつつある個体とみなされない。第二に、十四日すぎてから胎芽は初期の原始条（訳注　鳥類および哺乳類の発生初期の胚盤葉に正中線に沿って走る線条のような盛り上がり部分）を発達させる。これは、最後には、胎児の神経系になる。従って、初期の胎芽、もしくは、胚盤胞は、発達の十四日前には、胎児、つまり、人とは思われない。

『メイル・オンライン』（訳注　英国の大衆新聞サイト）が英国で処分された受精卵についてかなり衝撃的な記事を二〇一二年十二月に載せた。この記事によると、体外受精で妊娠するどの女性にも十五の授精卵がつくられ、ほぼ半分が、処置の間や後で廃棄された。英国で、一九九一年から三百五十万以上の受精卵が不妊治療クリニックでつくられたが、その九十三パーセントが使われることがなかった。この数字によれば、英国で体外受精のためにつくられた百七十万の受精卵があっさりと捨てられた。

しかし、不妊の夫婦を仕事の対象にしている医者たちは、こうした主張を悪質なデマだとして退けた。自然の環境のもとでも、多くの受精卵は子宮に着床しないで、拒絶される。そして、女性は受精卵が流産したのを知ることもないだろう。体外受精クリニックでは、受精卵は試験管内でつくられるので、数えることができる、と医者たちは言った。言葉を換えれば、受精卵は、ペトリシャーレの中でつくられるから見えるので、はっきりわかるのである。しかし、人間の子宮の中で、いくつの受精卵ができるとか、流産するとかは、誰にもわからない。

体外受精で使われる胚盤胞は、そのような初期段階では本当に凍らされ、人間にまったく似ていない、定形のないただの細胞のかたまりにすぎない。それらが試験管内でつくられ、人間の子宮内でないので、価値のある研究に使用もできる。

ここ十年で、インドじゅうで不妊治療クリニックが急速に成長した。生殖ツーリズムは、好景気ビジネスで何十億ドルにもなると見積もられている。それに、子宮を貸し、ペトリシャーレで受精卵をつくるビジネスといっしょに、「副産物」のようなビジネスが出現している。

売り物として人間の卵子の採取がフル操業に入っている。研究の目的で人間の受精卵をつくることは、この分野でおそらく次の大きな問題になるかもしれない。

インドでは、インド医療研究評議会のガイドラインにより、体外受精による生殖の試みで余った「予備の」受精卵から分離された幹細胞は、「制限されたカテゴリー」に属するので、研究の目的だけに使用可能である。インド医療研究評議会のガイドラインは、余りの、あるいは、予備の受精卵のみ使用できるが、配偶者の両方から、よく理解した上で、同意を得た後であるとも述べている。インド医療研究評議会に登録され、代理出産のための治療が許可されている生殖補助医療（ＡＲＴ）クリニックだけからこうした受精卵を受け取らなければならない。

インドの混沌とした状況や、受精卵研究センターだけでなく体外受精クリニックの爆発的な人気上昇を考えれば、受精卵売買の闇取引が大きなビジネスになるのも時間の問題だと専門家たちは感じている。

しかし、別の問題がある。予備の、もしくは廃棄処分された受精卵はどれほどよいものだろうか。多くの研究者たちは、ほとんどの「予備の」受精卵は質が悪くなり、使えないと言っているのだから、研究のために新しい受精卵をつくることを許可してほしいと望んでいる。よく理解した上で、同意を得ることに、疑問を持つ研究者たちもいる。

夫婦が体外受精を受けるとき、いくつ受精卵がつくられるか話してもらえるだろうか。クリニックによっては調査研究所に予備の受精卵として提供できるように、あるいは売ることもできるように必要以上に多くの受精卵を慎重につくっているのだろうか。受精卵をつくった夫婦は、使われない受精卵がどうなったか知っているのだろうか。

インドは幹細胞の研究分野で多くの可能性があるかもしれない。しかし、当局の手ぬるい取り組みと、生殖産業の無秩序な状態で、ガイドラインが現状についていけない状況をつくりだしている。

第7章　クライマックス

二〇一二年九月　アメリカ　ニュージャージー州

キャシーは、ハイダラーバードのクリニックから届いた最新のEメールを開いた。ふたごは元気だった。スキャン報告に写った胎児の姿は前よりも赤ちゃんらしく見えた。最後のトリメスター（訳注　妊娠期間の三分の一）に入っていた。キャシーに連絡を取っているコーディネーターが赤ちゃんを祝うベビーシャワーのパーティーにどんな準備をしたらよいか知りたがっていた。

今では赤ちゃんについて以前より、もっとよい感じを持ち始めていた。インドの代理母から生まれた子どもについての悪い報道を読むと特に苦痛だった。

兄の妻で親友のメーベルからはストレスを受けないようにと忠告されていた。キャシーがいない所で、インドですべて順調にいき、数ケ月もすれば、ふたごを連れて家に帰れ、何もかも忘れられると言われた。

「出生証明書にあなたの名前も母親として載ります」とメーベルは言った。「ニュージャージーのあのかわいそうな女性のことを思い出して。あなたのように代理母を依頼して子どもを生んでもらったということで、この権利を否定されたのだから」

キャシーはこの件についての報道を読んだことがあった。明らかに、妻が母親として出生証明書に自分の名前が入るのを希望したが、裁判所が介入し、まず彼女がその赤ちゃんを養子にしなければならないと言われたのだった。妊娠中の代理母は、その前に彼女の権利を放棄していた。

夫婦は裁判所に行き、この法律はジェンダー差別だと訴えた。不妊の男性の妻がドナーの精液を注入されると、夫は自動的に父親と見なされる。しかし、不妊の妻は、やむなく代理母やドナーの卵子を使うと、母親になれない。

ありがたいことにインドの法律は異なっていた。彼女は、ふたごと生物学的につながりがなくても、養子にする必要がない。代理母の名前は、出生証明書に書かれない。ところで、代理母の名前は何だったか。キャシーは忘れてしまっていた。故意に自分の記憶から閉め出していた。

もう一つの件は、四人の自分の子どもがいるオレゴン州の女性が子どもを欲しがっていたニュージーランドの夫婦をだました。自分を代理母だとして宣伝していた彼女に夫婦の方からインターネットで連絡を取った。彼女にお金と精子のサンプルを送った。彼女は偽りの妊娠の経過報告と嘘を隠すために間違いなく妊娠したと不正に改ざんした検査結果を、過去に妊娠したときの超音波診断のコピーも添えて送ってきた。追って彼女は逮捕され、実刑が下された。依頼者の夫婦は希望をくじかれ失望したと語っていた。

キャシーはウィスコンシン州ミルウォーキーのメアリーに電話して、このベビーシャワーに何をしたらよいか教えてもらおうと決めたが、メアリーが何と言うかは聞かなくてもわかっていた。インドに行き、ベビーシャワーに参加し、ふたごが生まれるのをインドで待って、生まれたらアメリカの家に連れて帰るようにアドバイスされるだろう。しかし、そうしたくなかった。出産予定日の一週間前になったら行こう。医者は帝王切開の出産なので、日時を彼女の都合に少しなら合わすことができると話していた。

その間に、子ども部屋を準備しなければならなかった。どんな色を使ったらよいかわからなかった。インドの法律では、クリニックがふたごの性別を彼女に生まれる前に教えるのを禁じていた。ブルーとピンクの中間の色合いを使おうと決めた。おそらく子ども部屋の準備をすればもう少しわくわくした気持ちになれたかもしれない。

ああ！　このふたごの赤ちゃんを自分はどんなに望んでいたことか。そしてついにやっと……

インド　バンガロール（ベンガルール）

シャラダは両目をしっかり閉じて、待合室にすわって祈っていた。

私立産院に来る前に四つの寺院にお参りをした。額にはオレンジ色のシンドゥール、ウコン根の粉末（訳注　黄色天然染料・健胃剤、薬味、特にカレー粉として使用）や、灰を塗りつけていた。手首にはこの九ケ月間にお参りした各地の寺で得た聖なるお守りを結びつけていた。夫ラジャパは書類カバンをしっかりと握りしめ、通り過ぎる看護師や医者に心配そうに質問し、待合室の外の廊下をゆっくり行ったり来たりしていた。

二人の夢が今日、実現することになっていた。シャラダは、ふたごが健康で、母親が安産であるように、熱心に祈らなければならなかった。先月、ベビーシャワーの祝いで代理母のマンジュウーに会ったとき、少し顔色が悪いと思った。医者はそれでも問題がないと言っていた。マンジュウーはこれから彼女に起こることに胸がいっぱいのように少し寡黙だった。

シャラダはベビーシャワーのことを思い出していた。あのときのことを考えると気分が落ち着いた。神様が健康なふたごの子を授けて下さり、きっとシャラダを祝福してくださるだろう。

家族の中の女性たちのためにベビーシャワーの準備をした経験はシャラダには豊富だった。しかし、あの代理母のためのベビーシャワーの儀式には明らかに親戚を呼べなかったので、とても静かに行わなければならなかった。

ベビーシャワーをシャラダの家で行うのであれば、花輪で家を飾り立て、いたるところランゴーリー（訳注　ヒンドゥー教徒の女性が祝い事や祭の機会に家や寺院の床や壁に描く装飾画）を描き、プージャの儀式のために彼女の全部の銀のランプと器を出しただろう。シャラダの親戚や友だち全員が一番はなやかな絹のサリーを着て、金やダイヤモンドで身を飾り、笑い、話し、せわしげに動いていただろう。絹のスカートを着た小さな少女たちや、祝い用のクルターの服を着て、キャッチボールをして走り回っている少年たちもいただろう。家の中はお香《こう》や煙、花、スパイスのにおいが充満していたことだろう。

しかし、そのときは違っていた。儀式のために定められた日時に、シャラダは数個のバッグとスーツケースを携えて、代理母の家にやってきた。マンジュウーにプレゼントするために、すばらしいシルクのサリーと二つの金のバングルを持ってきた。マンジュウーのためにもそれぞれにサリーを、男性の医師にはワイシャツ、僧侶にクルターの服、代理母の家にいる代理母全員にガラスのバングルと小さな贈り物、彼女たちの子どもたちにもチョコレートのプレゼントも持ってきていた。全員に配る甘い菓子の包み、夜警や料理人、使用人のために少額の現金の贈り物も準備してきた。シャラダは赤ちゃんが生まれると、ここの人たちに再び会うことがないのはわかっていたが、ふたごの赤ちゃんを保護するために、全員に感謝の気持ちを伝えたかった。

バッグには祈りの儀式のために果物、ココナッツ、キンマの葉、ビンロウジ（訳注　ビンロウの種子）、糸にとおした白いジャスミンの花、黄色い菊の花がいっぱい詰まっていた。

それは代理母の家の水準からするとすばらしい儀式だった。ラジャパは職員や代理母たちに特別な食べ物を注文していた。マンジュウーの家族も出席していた。マンジュウーは金のバングルのプレゼントがあると予想もしていなかったので、シャラダが腕につけさせると涙にぬれた。

儀式が終わって帰るとき、シャラダはいつものようにマンジュウーの手にお金を握らせた。このときはいつもより額が少し多かった。五、〇〇〇ルピーを渡した。「取っておいて」とシャラダはマンジュウーにささやいた。「今度会うときは、子どもたちもいっしょになるわね。体に気をつけて」

「アマー、お母さん、目をあけてください。赤ちゃんを見てやってください」

シャラダは気持ちよくドンと押されて、我に返った。それは突然だった。彼女は目をあける勇気がなかった。

しかし、目をあけたとき、見たものが信じられなかった―黒い髪でおおわれた二つの小さな頭がくるまれた毛布から少し出ていた。

「さあ」と看護婦から一人を渡された。「あなたは一人を抱いて、ご主人にはもう一人を抱いてもらいましょう」

シャラダは今までの人生でとてもたくさんの赤ちゃんを抱き、大きな拡大家族の一員である多くの子どもたちを育ててきた。しかし、今、この繊細な毛布にくるまれた赤ちゃんを触るのがこわかった。

「マー、お母さん、この子を抱いてあげてください。あなたのお子さんですよ」看護婦がうながした。

「ご主人が息子さんを抱きますから」

シャラダはイスにすわって、両腕を広げた。看護婦がそこに小さい、温かい毛布にくるまれたものをおいた。赤ちゃんはとても白い肌をしていた。

「とても色白で、きれいな女の子」とシャラダはそばに来ていた医者にほほえんだ。「私の祖母みたいです」

「マー、さあ、息子さんも抱いてあげてください。ご主人とそっくりです。でもご主人はこわがって、抱けないのですよ」

シャラダはもう一人の男の子も抱いた。この子も色白だった。夫は妻のそばに立って、ほほえみかけていた。

「二人のお子さんはあなたのおばあさん似のようです」と医者が言った。彼女は部屋に入ってきて、家族を眺めていた。「ご主人、おめでとうございます。あなたには今、健康な二人のお子さんがいます――息子さんと娘さんです」

「シャラダ、今、私たちに子どもが二人いる」ラジャパは妻の頭をなでながら、愛情をこめて言った。

「私たちの家族がそろった。たくさんの金を使い苦労したかいがあった。私たちのためにこの子たちを生んでくれたあの女神に、感謝のしるしとして特別な贈り物をしたい」

ラジャパが部屋から出て行き、シャラダは彼女の両腕に抱かれて眠っているふたごの赤ちゃんを見た。子どもたちは彼女の家族にも、彼の家族のだれにも似ていなかった。二人ともきれいな赤ちゃんで、一人の子のほうがもう一人の子より色白だった。シャラダはその子たちが、どのようにして、どこでつくられたか気にならなかった。この子たちは、神に創造され、彼女に授けられた赤ちゃんだった。彼女自身の子どもだった。そしてそれだけが重要だった。

インド　ムンバイ

マニーシャーは苦痛でうめき苦しみながら小さい簡易ベッドに横になっていた。子どもたちがそばの床に座って泣いていた。子どもたちは母親の身に何があったのかわからなかった。マニーシャーの夫シャムが部屋の真ん中に立って、叫んでいた。彼はカトマンドゥーから着いたばかりで、妻の状態を見た。

ビーナから電話があったのだ。「すぐに来て。マニーシャーの具合がとても悪いので」。どこが悪いのかビーナは話さなかった。シャムは友だちから金を借り、ムンバイまでの汽車の切符を買った。

夫のシャムでもわからないほど妻は変わりはてていた。「あんたたちは何をしたのだ？　子どもの母親に何をした」彼は叫んだ。

家に着いたとき、ビーナが家にいなかったので夫のキシャンが玄関のドアを開き、テレビの前に戻った。

マニーシャーはウエストを押さえて起き上がろうとした。「大丈夫。どこも悪くないから、すぐに起き上がれるから」と小声で言った。しかし体を起こせず、またベッドに倒れこんだ。

具合が悪いのは明らかだった。ほっそりした体は見る影もなく膨張していた。きれいだったストレートの髪は、つやがなくなり、汗でびっしょりの顔に垂れかかっていた。脚は歩けないほどはれあがっていた。バラ色とクリーム色のかつては美しかった肌には炎症を起こした赤い大きなしみができていた。

「アーッ」とマニーシャーはうめいた。「ああ！　お腹がとても痛い」

キシャンが片手をあげた。「このあま、大きな声を出すのをやめろ。ここは俺の家だ」と叫んだ。

シャムは激怒して、彼を非難した。「いいか、それが人の妻に言う言葉か」と、キシャンの襟元をつかんで叫んだ。「あんたには痛がっている女が見えないのか。あんたらが妻をこんな目にあわせたのだ。あんたとあんたのご立派な奥さんが！」

キシャンは彼の手を払いのけ肩をすくめた。「この女と子どもたちを連れてさっさと帰れ」

キシャンは、ボリウッド*映画の恋人同士が歌を歌い、裸同然の露出度の高い服を着た女性たちが踊っているテレビ画面から目をそらさないで平然と言ってのけた。「おまえの妻が弱すぎるのだ。姉と似ていない。私の妻のビーナを見てみろ。また妊娠している」

＊訳注　Bollywood　ボンベイ〔現在のムンバイ〕がインド映画産業の中心地であることから。Bombay +Hollywood という造語。

「チェ！」シャムはつばを吐いた。「一体あんたはどういう男なんだ。妻が他人の子どもを妊娠しているのを自慢するとは！」

「アーッ」とマニーシャーがまた叫んだ。「お腹が。我慢できない」

起きあがって、部屋のむこうはしにあるトイレまで足をひきずって歩いた。

マニーシャーがまだトイレにいるときに、ビーナが戻ってきた。友だちのシャナーズがいっしょだった。二人の女性はとても心配しているようだった。

「どこなの？　マニーシャーはどこなの？」ビーナは知りたがった。「まあ！　シャム。来てくれてよかった！」

「私の妻に何をした」シャムはまた叫び始めた。

マニーシャーがトイレから出てきて、イスに倒れこんだ。痛みで泣いていた。「とても痛かった。何も出てこなかった。出したかったけど、出せなかった。最後に出てきたけど、まっ黒だった。ブラックティーみたいだった」

「何のことを話している？」シャムは理解に苦しんでいるようだった。

「おしっこ」ビーナが答えた。「おしっこが出てこないの」

「ねえ、水を飲んで」シャナーズはマニーシャーに水のボトルを渡しながら言った。「たくさん水を飲んで。飲まないでどうして出てくるの」

「でも、なんであんなにまっ黒なの」マニーシャーは水をゴクゴク飲みながら叫んだ。「シャナーズ姉さん、どうかしてください。痛くて耐えられない」。突然、マニーシャーはまた起きあがって、吐き気をもよおし、トイレの方に足をひきずって歩いた。

「自分の家でこんなくだらないことに我慢できない」とキシャンは言って、テレビを消し、靴をはいて家から出て行った。

ビーナは一人がけのイスにすわり、声を出さないで泣いていた。どうしたらよいかわからなかった。何が起こったのかもわからなかった。すべてがとても順調にいっていた。医者たちはマニーシャーの卵子を得てとても満足し、卵子を摘出するたびに、前より多くの金をマニーシャーに払ってくれていた。

マニーシャーにも問題がなかった。痛みと吐き気が時々あったこと以外には。一週間前に一番最近の卵子を一回分摘出されたときまで何の問題もなかった。

それなのに、突然に夜通し腹部膨張を起こし始めた。何もかもがあまりに急に起こった。彼女は食欲をなくした。両脚がはれ、尿が出にくくなっていた。そしてひどい痛みがあり、かわいそうに、マニーシャーは痛みに耐えられなかった。妹が声をあげて泣くたびに、ビーナは自分のお腹に痛みを感じ、吐き気がした。こんなになってしまうことをするべきでなかったのはわかっていた。妹をとても愛しているからしたことだとしても。

事実、ビーナがマニーシャーではなく自分が妊娠しようと決めたのは、妹に痛みを与えたくないと思ったからだ。臆病な妹は卵子を摘出されても問題がないようだったし、医者たちも妹に満足していた。ビーナが二度目の代理母になっている間、マニーシャーには、もう少しの間、卵子を提供させてもよいのではないかと思った。そうすればビーナが出産するまで、マニーシャーに全部の子どもの世話もしてもらえる。それまでにマニーシャーが少し勇敢になっていれば、代理母になろうとするかもしれない。それは完ぺきな計画のように思えたが、予想しない状況になっていた。

ビーナにはすぐに仕事の依頼があり、医者から契約書に署名をするようにと呼び出しがあった。医者の事務室で二人の白人男性がビーナを待っていた。

「こんにちは」と一人の男性が彼女にうなずいた。「あなたがビーナですか。代理母を引き受けてくれてありがとう」

ビーナは一瞬めんくらった。シャナーズと彼女はクリニックにやってくるゲイカップルについてよく噂をしていた。しかし、実際に会ったのはこれが初めてだった。対応の仕方がわからなかった。今回ばかりは何と言ったらよいか途方にくれた。

「さあ、ビーナ」医者が元気よく紹介した。「こちらはエリック・ゴンサルヴェスさんとデーヴィッド・マーティンさんです。彼らの受精卵の準備はもうできています。あなたが署名すれば、ゴンサルヴェスさんの受精卵を最も早い時期に移植できます。マーティンさんのも準備できています」

ビーナが契約書に署名しながらただ一つのことを考えていた。「神様のおかげで、夫のキシャンがここに来てなくてよかった」。妻が二人の男性のために子どもを生むと考えると夫はショックをうけたかもしれない。男性が二人で赤ちゃんのためにどんな家庭を築けるのだろうか。

「よくはわからないけど、あの二人は私たちの家の男たちよりもっと良い親になるわよ」とビーナの話を聞いてシャナーズは答えた。「キシャンがあなたの娘チャルに父親としてどれほど役に立ってる？」

マニーシャーが再び卵子を提供する前に、彼女には休息が必要だと医者から言われたとき問題が始まった。ビーナは彼女の完ぺきな計画が狂い始めると急に考えた。彼女たちにはひどくお金が必要だった。ビーナはマニーシャーに休息を取らせる余裕がなかった。

ビーナは医者を熱心に説き伏せた。マニーシャーは若くて強いし、休息は必要がないと。妹が前よりも強くみえたのも事実だった。こうした説得がうまくいかないと、それまでの六ヶ月間に稼いだ七万五、〇〇〇ルピーがすっかりなくなってしまったのでマニーシャーがお金をとても必要としていると、ビーナは医者に訴えた。しかし、医者は譲らなかった。最低でももう六ヶ月たたないとマニーシャーの卵子を再度摘出することを認めなかった。卵子ができる卵巣が過去六ヶ月に二度ほど卵子を摘出したので、傷つきやすく、やわらかくなっていると医者はビーナに説明した。卵子を摘出できるようになるには、少なくとももう六ヶ月間マニーシャーに休息がいるのだと彼女は助言した。

こうした結果はクリニックのもう一人別の代理母シャンタバーイが想像していたとおりだった。彼女は卵子摘出を専門にしている彼女の地元の医者についてビーナに話した。

「大きなクリニックの人たちは不必要にこうるさい」とシャンタバーイは言った。「私たちの視点から物事を見てくれない。私たちが貧しくて、どんなに金を必要としているかわからない。だれかに規則違反で訴えられ、クリニックが閉鎖されやしないかと心配しているだけだわ」

ビーナはシャンタバーイが推薦したクリニックにマニーシャーを連れて行った。それは見るからに汚い地域で、彼女たちがそれまで訪れていた高級なところのイメージはどこにもなかった。クリニックに入ったとき、正しいことをしているのだろうかとビーナは不安になった。しかし、他に選択肢がなかった。ビーナは娘のチャルを全寮制のよい学校にやるためにお金が必要だったので、すぐに妊娠する必要があった。そしてマニーシャーは、全部の借金を返し、ちゃんとした生活を始めるのにお金がいった。苦境からの脱出法がなかった。

このクリニックの医者は、最初のある種のボーナスとしてマニーシャーの卵子に余分に五、〇〇〇ルピーを提示した。しかし、ビーナは彼女とひどく口論した。妹の卵子は、卵子のドナーのルックスや肌の色の好みにうるさい外国人たちに非常に人気があるのだと話した。そのクリニックは最後にはマニーシャーの卵子に三万五、〇〇〇ルピーを出すことに同意した。

次の二週間、マニーシャーはホルモン治療をした。初めは、体の機能に何の影響もなかった。姉妹は遊びも楽しんだ。何本かヒンディー語映画をみに子どもたちを連れていった。ムンバイのジュフ海岸にも子どもたちを連れて行き、海辺で遊ばせ、見たことがなかった海を楽しませた。

マニーシャーは次の摘出の準備をしていた。事態が悪くなったのはそのようなときだった。摘出のためにクリニックに行く予定の日に具合が悪くなった。両足がはれ、吐き気をもよおした。ビーナはマニーシャーをタクシーに乗せ、家に残しておけない子どもたちも連れてクリニックに着いた。マニーシャーは摘出処置のために麻酔をかけられた。卵子が摘出され、麻酔から覚めると、腹痛を訴え始めた。

摘出を手助けしていた看護婦がやってきてビーナにささやいた。「彼女から二十五個も卵子を取ったのよ。もっとお金を要求しなさい。多くの外国人にあの卵子を売って、たくさんもうけているのだから。あなたのきれいな妹さんの写真を彼らに見せて、余分にお金を要求している。あなたがシャンタバーイの友だちだから全部話してあげているの。実は彼女は私の姪なのよ」

ビーナはとても心配で、医者と口論する気力がでなかった。つわりももう始まっていた。それでも、支払いを受け取りに行ったとき、はっきりさせようと決めた。

「先生、何個卵子を取ったのですか」

医者は驚いたようだった。「なぜそのようなことを聞くの？」とたずねた。「いつもの数ですよ」

「先生、いつもの数とはどういうことですか。私はこうしたことについては少し知っています。私が働くクリニックの医者は私から卵子を取ったとき、女性は月に一つか二つの卵子を放出すると話していました。私たちは卵子を多くつくるため薬を飲まされます。私の妹はいつも多くの卵子をつくりだし、そのたびにボーナスをもらいました」

「ビーナ、あなたは欲深くなっています」医者は鋭く言った。「妹さんを連れて家に帰りなさい。具合が悪いのを見てみなさい。何度も同じ処置をされたからです。卵巣が非常にやわらかくなっています。それは摘出の処置を最近したということです。あなたは私をだまして、六ケ月前にしたと言いました。もし私が本当のことを知っていれば、彼女に触れることはなかったのです。今、合併症を起こしていても、あなたが私に嘘をついたのだから、私には何の関係もありません。彼女を家に連れて帰って、休息を取らせなさい」

ビーナがマニーシャーの状況について話すと、シャナーズは非常に怒った。「あなたはバカだわ。私にたのんでくれればよかったのに」と言った。「私のクリニックにとてもたくさんの女の子を連れてきたわ。その子たちにそのようなことが起こったことがない。クリニックはどれくらいの薬を飲ますかちゃんと知っているわ。他のクリニックは信用できない」

シャナーズはマニーシャーの容体を見て、すぐに医者のところに連れていかなければならないのがわかった。シャナーズのいとこの姪、シャブナムが婦人科医で、彼女のところに行くことにした。子どもたちをシャムにあずけて、シャブナムのクリニックがあるムンバイのバンドラ地区までタクシーを飛ばした。

シャブナムはマニーシャーを一目見て聞いた。「不妊治療ですか？」

ビーナは理解できなかった。頭をただ振った。

「彼女は卵子を提供していたのですか」シャブナムはいら立ったようにたずねた。「ちょっと彼女をみてください。これは卵巣過剰刺激症候群のはっきりした症例です。ＯＨＳＳと呼ばれます。シャナーズおばさん、あなたのクリニックには用心したほうがいいですよ。この女性が何をされたか見て」シャナーズは心配そうに頭を振った。「シャブナム、違います、違うの。これは私のクリニックがしたことではないの。彼女が六ヶ月に二度も卵子を提供していたので、クリニックは断った。すると彼女は別のクリニックに行って卵子を提供し、このようなことになってしまった。いったいどうなったのでしょうか」

「多くの卵子を手に入れようと強いホルモン剤を投与されたのです。二度も、卵子を摘出されたので卵巣が弱くなっていました。彼女の体はもうそれ以上は無理だった」

「二十五個も卵子が取られたとクリニックの看護婦が話してくれました」ビーナは大声を出した。

「ほら、言ったとおりでしょう」とシャブナムは言った。「見て、彼女の体が水でふくれているのを見て」。シャブナムがマニーシャーの腕を押さえると、指で皮膚を押さえたところにはっきりとしたへこみが残った。「液体を流し出さなければいけない。二日間、私のクリニックに彼女を入院させたほうがいい。他にも問題がないか詳しく検査をしなければいけません。彼女は吐き気がありますか。尿はちゃんと出ていますか。記憶障害がありますか」

シャブナムの診察料は非常にわずかであったが、今回の卵子提供でマニーシャーが稼いだ金のほとんどを治療に使ってしまうことにビーナは気づいた。マニーシャーはぼう然としていた。目を閉じてベッドに横になっているだけで、何も話さなかった。痛みで泣き叫ぶ大きな声だけが彼女の苦痛を表していた。

家に帰る途中、ビーナはシャムを子どもたちといっしょにカトマンドゥーに送り返そうと決めた。彼女とマニーシャーの今後に何が起こるかわからなかった。しかし、何があっても、二人で共にその困難に立ち向かうつもりだった。

インド　グジャラート州アーナンド

ディーシャは回復室（訳注　手術後、麻酔から覚めるまで患者や産婦を寝かせておく部屋）で横になっていた。ふたごはもういなかった。彼女が麻酔から回復していないうちに医者が連れていったので、赤ちゃんの顔も見ていなかった。依頼人の韓国人夫婦がそのように望んだからだった。出産でとても疲れていた。自分自身の子どもたちに会いたかった。家に早く帰りたかった。

掃除婦のラーダー・ベンが入ってきた。「家に帰る準備は全部できましたか」とディーシャを軽くたたいて聞いた。「ご主人が外で待っています。小さいお嬢さんも来ていますよ。とてもかわいらしい女の子。お母さんそっくり」

「ラーダー・ベン」ディーシャは大声を出した。「ふたごの赤ちゃんはどうなったの」

「どうなるでしょうか？」ラーダー・ベンのほうが問い返した。「ご両親と行ってしまいました」

「男の子なの、それとも、女の子？」ディーシャは聞きたくはなかった……でも知らなければならなかった。

「どうして？　どうして知りたいの？　あなたにとってそれがどうだというの？」ラーダー・ベンがたずねた。しかし、彼女の声には思いやりがあった。「実は、女の子。かわいらしいふたごの女の子でした。でも両親はとても不満だった。男の子が欲しかったのだと思う。あの人たちの国も私たちの国とまったく同じだと思う。かわいそうに。女の子たちを大事にしてくれるといいけれど」

ディーシャは泣きたくなかったが、ほほに涙が流れ落ちるのを感じた。赤ちゃんは彼女の子どもではないと最初からはっきりわかっていた。赤ちゃんと何も関係がなかったのだ。それでも……何ヶ月も彼女たちを妊娠していた。つわりや痛み、不快感にも苦しんだ。赤ちゃんに害が及ばないようにとても気をつけた。あの人たちは何の権利があって女の子だからと不満を持たなければならなかったのだろうか。走って彼らの後を追いかけ、赤ちゃんを取り戻したかった。

悲しみはなかなか癒えなかった。数日たっても自分の家でじっと考えこんでいて、十歳の息子にも、五歳の娘にも返事ができないほどだった。こうならないよう心の準備ができていると、何も感じないだろうと思っていた。一度も顔も見ていない赤ちゃんのことがどうしてこんなに悲しかったのだろうか。

無職のディーシャの夫は、彼女が稼いだ金の使い道を早々に計画していた。自分のオートバイを買い、小さい分譲マンションを買う頭金にしたかった。しかし、彼女が金を持ってようやく家に帰ってきたとき、夫は怒った。赤ん坊が女の子だったことに不満な韓国人夫婦は、彼女にバクシーシ（訳注　心づけ）をくれなかった。一定の決まった額を払ってくれただけで、それ以上は一パイサ（訳注　インドの通貨単位で、一〇〇分の一ルピー）も多く払わなかった。女の子が生まれたのが彼女のおちどのような扱いだった！　余分に払ってもらえなかったのでディーシャの夫が怒ったのだ。ディーシャに何の責任があるというか。

「あのスミを見てみろ」夫はわめき散らした。「余分に一〇万ルピー以上ももらった。おまえもあの赤ん坊たちに乳を飲ませ、面倒をみると言えばよかった」

「でも、あの人たちがそんなことを望んでいなかった」ディーシャは同じことを何度言ったかわからないほど繰り返した。「私が赤ちゃんの顔を見るのさえ望んでいなかった。あの子たちを触るのだって。なのに、どうして私がお乳を飲ますことを望みますか」

「おまえが契約書に名前を書く前に、スミのように取り決めをちゃんと確認しておくべきだった」夫は不平をこぼした。

ディーシャはうんざりしてハンドバッグを持って出かけた。クリニックに行き、友だちの何人かと話がしたかった。おそらく彼女を慰めてくれるだろう。気分も晴れるかもしれない。

　モナはいつものようにクリニックでせわしく動いていた。「まあ、ディーシャ、どうして来たの？休んでなければいけないのに。数日前に出産したばかりでしょう。ベッドに横になって、あなたの役立たずのだんなに食べさせてもらい、面倒をみてもらいなさい」

「まさか、そんなことありえない」とディーシャは鼻息を荒くして、イスにすわりこんだ。「モナ姉さん、姉さんが生んだ赤ちゃんに会えなかったことを悲しいと思わないのですか？」

「どの赤ちゃん？」「もちろん、悲しかったわ」モナはいつものように陽気に話し始めた。それからディーシャの顔を見て話し方を変えた。「もちろん、悲しかったわ。あなたの感じ方とは違うけど！　でもディーシャ、心配しないで。気持ちは変わっていくから。あなたのように感じている人は多いのよ。それに、それは赤ちゃんがいなくなったからだけではないの。女は出産後、悲しくなるものなの」

「フーン！　私たちの辛い体験をだれもわかってくれない！」とディーシャはぼやいた。「あの役立たずの亭主は、金、金、金としか言わない。していることは、ただむだに家にいるだけ。それに、私たちのサービスを買うあの親は何なの？　あの人たちは私たちの苦しみの半分もわかりもしない。つわり、痛み、お産、あんな辛さを我慢する必要もなかった。あの子たちの小さい足でお腹を蹴られるのがどんな感じなのか知りもしない。お腹の赤ちゃんにいつも子守歌を歌ってあげていた。でもあの人たちはそんなこと知りもしないし、気にかけてもくれない。私たちを雇いにくるあの人たちは私たちの顔を見たくもないし、名前を知りたいとも思わない。あの人たちにとって私たちはただの子宮にすぎない」

　ディーシャはうんざりして家に帰ろうと立ち上がったがまだいらだちを感じていた。ディーシャが代理母になり妊娠したとき、快適な生活をし、自分たちの家を持ち、子どもたちによい教育を受けさせるため、法律が許すかぎり何度でも妊娠するつもりだと夫に軽率に話をしたことがあった。あのときは非常に簡単なことのように思えたし、人生で初めて自分に力があると、夫が自分の依存者だと感じた。

彼女はイスの一つにすわって、若い白人の夫婦とおしゃべりをしているスミを見つけた。もう片方には神経質そうな若い女性がすわっていた。

「新しい白人にちがいない」とディーシャは一人つぶやいた。

スミは立ち上がって、そばに来て、ディーシャを抱きしめた。「ねえ、どうしてそんなに悲しそうな顔をしているの?」とスミはたずねた。「赤ちゃんがいなくなって寂しいの?」

ディーシャはうなずいた。自分で意識しないうちに、全部のことが急にはっきりしてきた。「スミ姉さん、家に帰って、今、あの男の顔なんて見たくない」とディーシャは結論を出した。「あの男は私がまったく役立たずだと、ちゃんとしたものをもらえないと、何度も嫌味を言い始めます」

スミは励ますようにディーシャを抱きよせた。「明るいことを考えて」と励ました。「あなたは、このクリニックでまだ仕事があるでしょう。あなたの家族ではまだあなただけが稼ぎ手でしょう。そして、一番重要なのは、あなたにまだ健康な子宮があるということなの。今はその気になれないかもしれないけど、これから一年か二年たてば、また代理母になるかもしれないでしょう。その頃までには代理母が今よりはるかに多く稼げるようになるかもしれないでしょう。数年前のことだけど私の地元出身の女性が四万ルピーで代理母になったのを覚えている。今なら私たちは簡単に三〇万ルピーか、それ以上は収入を得ている」

一杯の熱いチャイ（訳注〔インド〕茶の葉・ミルク・砂糖・スパイスをいっしょに煮て作るティー）を飲み、ビスケットを食べながら、スミの話を聞いていると、ディーシャの考えもゆっくりと普段のようになった。スミの言うように、ディーシャにもまだ明るい前途があった。

「スミ姉さん」と外国人の夫婦のそばにすわっていた若い女性が不安そうな様子でスミの近くにやって来た。「あの人たちに英語でたくさん聞かれるけど、私は何もわかりません。契約書にサインも済ませたし、注射もされたので、これ以上あの人たちといたくないです。もう帰っていいですか」

インド　チェンナイ

ふたごのマーヤーとアシャは外の騒音に気づかないで祖父母のマンションの冷房のきいた寝室で穏やかに眠っていた。ラムの両親は「ゆりかごの儀式」に家族以外に五十人以上の親戚や友だちを招待していた。客が何人かぼつぼつ来はじめていた。ミーナはこれから大勢の人が殺到しても子どもたちに何も起こらず、問題がないことを願っていた。

僧侶たちがもう到着していて、プージャ、祈りの儀式が行われる予定の場を準備していた。香、花、食べ物の匂いが家中にただよっていた。

ミーナは金色と明るい青緑色の大きな縁取りのある新しい栗色のカーンチプラム（訳注　タミル・ナードゥ州北東部にある都市。ヒンドゥー教の聖地。繊維工業が盛ん）のシルクのサリーに着替えた。結婚後、銀行の貸金庫から一度も取り出したことがなかったダイヤモンドの宝石類を身につけた。この宝石類は結婚のときのもので、今度の儀式のために準備したものではなかった。

ミーナは、ラムが両親にふたごの誕生を電話で知らせたときに、緊張のあまり胃けいれんが起きたのをまだ覚えていた。特に二人とも女の子だったので、子どもたちを受け入れてくれるかどうか心配だった。父親そっくりのかわいい、きれいな小さな女の子たちだった。

そのため、チェンナイで「ゆりかごの儀式」をしなければいけないとラムの母親に電話で言われたとき、ミーナはとてもうれしかった。姑が赤ちゃんを受け入れてくれたということだ。

それから問題があった。姑は十日までにみんながチェンナイに着いているように希望した。ミーナはアリスに二ヶ月間は子どもに授乳してくれるがどうか聞き、同意をもらっていた。すぐにチェンナイ行きとアリスの件を上手くこなさなければならなかった。赤ちゃんが旅行に耐えられるかどうかもわからなかった。

ラムは母親に電話をかけ直し、一ヶ月もたてばふたごがもっと強くなるから、帰るのをそれまで伸ばして欲しいと話した。それが無理なら、そちらが、デリーの赤ちゃんに会いにきてはどうかと提案した。

母親は怒った。

「何が問題ですか」と迫った。「あなたの大切な奥さんが子どもを生んでいないみたいだね。ミーナはずっとロンドンで休んでいて、代わりにだれか気の毒な女の人に出産の重荷を背負わせたのではないの。その彼女にふたごを連れてきてもらってここに来なさい。祖父の家で子どもに祝福をしなければいけないのだから」

ラムはミーナに姑の語調や無神経な言葉ではなく、要点だけを伝えた。「アリスに一緒にチェンナイに行ってくれるようにたのもう」と言った。「そして子どもたちには少し大変かもしれないが、すぐにまたデリーに戻ろう」

アリスはチェンナイにいっしょに行ってくれることに同意し、彼女が本当にだれかをだれにも明かさないでほしいとラムとミーナにたのんだ。アリスは、こうしたことが全部終わったら、代理母になる前の生活に戻るのを楽しみにしていたのだ。だからアリスがクリニックで働いていて、新生児のことで助けてもらうために来てもらったとだけ言おうとミーナたちは決めた。

ラムの母親は伝統的な歓迎の準備をしていた。マンションは花で飾られていた。玄関の戸口の上がり段には祝いのためにランゴーリーが描かれていた。真鍮や銀の石油ランプがプージャの部屋を明るくしていた。

ラムとミーナがそれぞれ赤ちゃんを抱いて戸口の上がり段に立ってアールティの儀式（訳注　ガンジス河の女神を讃えるヒンドゥー教の祈りの儀式）を行うのを助けるため、アショク・ナーガルに暮らすラムのおばさんが到着していた。後で、祖父と祖母が赤ちゃんをそれぞれ抱いてソファーに座った。

今回ばかりは祖父母は本当に幸せそうだった。ラムは写真を撮った。

「この子たちはこの年齢のときのラムにそっくり」彼の母親が言った。「ラム、どうやって二人を見分けるの？　まったく同じに見える」。姑はまだミーナに話しかけていなかった。

ミーナはよそよそしい雰囲気をほぐそうと決めた。

「アマー、見て」とミーナは姑の前にひざまずいて、マーヤーの小さい片方の足を持ち上げた。「見て、マーヤーは右足にこの小さい新生児斑〔訳注　母斑〕があるけれど、アシャにはないの」

義理の母親は何と答えたらよいかわからず、しばらくミーナを見ていた。それから、ミーナの手からマーヤーの足を取って、自分の手の平にのせた。「まあ、本当にそう、ミーナ」と答えた。それからマーヤーの額にキスをした。「おまえとおまえの妹に神様の祝福がありますように」。それからマーヤーを夫にわたし、今度はアシャを抱いて、赤ちゃんが息もできないほどキスをした。

こうしている間、アリスは入口に立って、目の前で繰り広げられる光景を見ていた。彼女は淡いピンク色のシャルワール〔訳注　インドの足首は細いが腰部がゆったりしたパジャマ風のズボン。チュニック〔シャツ〕風の丈長の上衣〔カミーズ〕と組み合わせて着る〔シャルワール・カミーズ〕〕の服を着せられ、肩まで届く髪をポニーテールにしていた。手持ちぶさたに首にかけた十字架をもてあそんでいた。夢中になった祖父母が赤ちゃんを揺りかごに入れて眠らせようとしているのを見て、アリスは涙が流れるのを抑えなければならなかった。赤ちゃんは彼女が生んだが、実際は他の人の赤ちゃんだった。

ちょうどそのとき、ふたごが目を覚まし、お乳を求めて泣き始めた。アリスはためらっていた。ミーナがアリスのそばに行って抱きしめた。

「アリス、ここにいてくれてありがとう。あなたがいなければ、私は何もできなかったわ」

アリスはただほほ笑んだ。

三十分もたつかたたないかでマーヤーとアシャが交換され、お乳を飲ませてもらい、新しい絹のシフトドレス（訳注　まっすぐでゆったりしたワンピース）に着替えさせてもらった。祖母がやってきて、子どもたちの額と頬に小さな黒い点をつけた。人々から嫉妬の目で見られるのを避けるためのまじないだった。それから祖母は二人の孫のために自分でデザインした宝石類をアリスに誇らしげに見せた。細い金のネックレス、小さな金のバングルと指輪、動くたびにチリンチリンと鳴る銀のきらめくアンクレット（訳注　足首の飾り）だった。

「とてもすてきです、奥様」

「まあ、英語が話せるの」。ラムの母親は驚いた。「あなたがヒンディー語しか話さないと思っていました。私はヒンディー語がわからないの。神様のおかげだわ！　あなたとお話ができるのだから。こちらに来て、何か食べてください。仕出し屋が食べ物を持ってきていますから」

アリスは心配そうなミーナのほうを見た。「マー、アリスは後で行きますから」ミーナは姑に言っていた。「赤ちゃんのことでまだ手伝ってもらうことがありますから」

第8章

法律の有無

エピソード4　インドの魅力

マイケル・ベルゲンとマイケル・アキはアメリカのマサチューセッツ州出身のグラフィックデザイナーで、ゲイカップルである。二〇〇四年に結婚してから、アメリカで子どもを養子にもらおうと三年間試みたが成功しなかった。最終的に代理母を雇うことに決め、インドを選んだ。インフラが他の国よりも整備されていたし、ハイテク設備が整い、喫煙、飲酒、麻薬に手を染める女性の数が少なく、健康的なライフスタイルだったからである。

二人のマイク（訳注　マイケルの愛称）の旅は、「マイク＋マイクの子ども」という題の彼らのブログで詳細に記録されることになる。

ゲイカップルのベルゲンとアキは海外のゲイコミュニティーにサービスを宣伝しているムンバイにあるクリニック、ロタンダに注意を向けた。彼らはEメールでクリニックから提供されたプロフィールから、匿名のインド人の卵子ドナーを選んでいた。最終的に、二〇〇八年七月に四日間インドに滞在した。両方が遺伝子の父親になるのを希望していたので、それぞれが精子のサンプルを渡した。

契約が完ぺきであることを確認するため弁護士報酬として三、〇〇〇ドル払ってアメリカ人の弁護士を雇い、見直しをしてもらった。プロセスは順調だった。子どもたちが遺伝子的に互いに関係があることを望んだので、同じドナーからの卵子を使った。卵子が二人の男の精子で授精し、その授精卵を二人の異なる代理母に移植した。二人の女性はほぼ同時に、最初の試みで妊娠した。マイク・アキの娘ローズが三月二十四日に生まれ、マイク・ベルゲンの娘エバが四月十二日に生まれた。カップルは、旅費を入れ、それぞれの代理母への報酬一万ドルも含めて、全部で六万ドルほど支出した。それはアメリカでかかる費用の約半分の額だった。

　彼らが同時に二人の代理母を雇おうと決めた理由の一つは、インド政府が代理出産の法律を変えるかもしれない、ゲイカップルがインド人の代理母を雇うのを難しくする、あるいは、不可能にするという噂を聞いていたからだった。

　それに対し、同じ頃、インドの法律委員会（訳注　インド政府組織）が、第二二八委員会報告を提示した。その中で、ARTクリニック*を規制する法律が必要だと述べていた。代理出産の契約書に、代理母と依頼者双方が署名する必要と義務についても述べていた。委員会報告書のガイドラインでは、代理出産の契約書には、他の事柄の中に、子どもを生み、手渡すことについての女性の同意と、全部の医療費、その他の出費の負担に関してこれからなろうとする両親からの同意を含まなければならない。しかし、皮肉にも、ガイドラインでは、取り決めは商取引の目的であってはならないと命じていた。インドの法律委員会は、代理出産の取り決めには、万一、子どもの出産前に依頼の夫婦やその一人の死亡や、将来の両親が離婚した場合の代理母の子どもへの経済的支援の必要も規定しなければならないと提案した。契約で代理母を生命保険の補償範囲に入れるべきだとも提唱した。

＊訳注　生殖補助医療〈ＡＲＴ〉クリニック。政府機関のインド医療研究評議会〔ＩＣＭＲ〕に登録されているＡＲＴクリニックにおいてのみ代理出産が許可される。

ガイドラインによれば、「子どもとの愛、愛情のきずなは本来、生物学的な関係から生まれるために」、これからなろうとする両親の一人がドナーにならなければならない。法律では養子縁組の必要や後見人の宣言なしに、代理母から生まれた子どもを依頼した両親の合法の子どもとして認めなければならない。代理母の子どもの出生証明書には依頼の親・両親の名前だけを入れるべきである。

こうしたガイドラインのほとんどが遵守されているが、肝心かなめの点は、数年たってもまだ法律制定がないということである。そして、二〇一四年の時点でも、代理出産はどっちつかずのままである。

代理出産はインドでは非合法的ではない。それと同時に、代理出産を律する特定の法体制が存在しない。厳格な代理出産の法律がある国々に暮らす不妊の夫婦にとり、インドが魅力的な目的地になっているのはそのような理由からである。

二〇一二年下旬に、インドの内務省はある人たちには歓迎され、他の人たちは怒らせてしまうような覚書を配布した。インドにある全部の在外公館に配布されたこの覚書によれば、ゲイカップル、独身男性や独身女性、未婚の男女、代理妊娠が非合法的な国々の夫婦は、インドで商業的代理母を雇うのを禁止されることになる。代理母を雇いたい外国人は少なくとも二年間は結婚している男女でなければならない。

この時点で、インドには約一、〇〇〇の登録した、あるいは未登録の不妊治療センターがあった。これらの規定が実施されると、インドの二〇億五、〇〇〇万ドルの代理出産産業に大打撃与えることになるのだろうか。毎年、推定で二万五、〇〇〇組の外国人カップルがインドを訪れ、二、〇〇〇以上の赤ちゃんが生まれていた。インドの代理出産の値段は、商業的出産を提供し世界の医療的に進歩した数少ない国々の一つアメリカの値段の約三分の一だった。インドの産業を取り巻く「伝統的に厳しさに欠ける」規定がインドの魅力を高めたのである。

二〇〇八年から代理出産サービスのためにカップルをインドに送ってきていたイスラエルを本拠にした取扱店は、インドにあるすばらしい医療施設と魅力的な値段が合わさって、カップルが世界中から集まるのだと話していた。インドで二〇一一年に同性愛が合法化されてから、イスラエルの取扱店はインドに百組以上のゲイカップルを送っていた。

新しい規制への推進力は何だったのだろうか。ホモフォビア（同性愛者嫌悪）なのか。結婚の神聖な義務についての右翼的なポーズなのか。あるいは、他の政府機関との法律的な混乱を避ける実践的な試みにすぎないのだろうか。

代理母から生まれた赤ちゃんが訴訟問題に巻きこまれる事例が大変に多く、インド政府はこうした悲惨な状況をもっと避けたかったのかもしれない。

赤ちゃんマンジの事件（訳注　「第4章「だれの赤ちゃん？」の「エピソード2」参照）は、もっとも有名だが、他にも多くの事件があった。ノルウェー人女性の問題では、彼女はインド人の代理母から生まれたふたごといっしょに二年以上にわたってインドに取り残された。DNAテストで子どもたちが彼女と生物学的に関係がないとわかったとき、インドにあるノルウェー大使館は、ふたごのために必要な旅行書類の発行を拒否した。事件は長引いた。

時々、赤ちゃんが両親の国に行くことが許されても、他の複雑な状況があった。二〇一〇年にインド人代理母を通してふたごをもうけた一人のゲイのフランス人男性は、赤ちゃんといっしょにフランスに帰国するのは認められた。しかし代理母制度はフランスで非合法だったので、彼のふたごは彼から引き離され里子に出された。彼は二年たってもまだフランス政府と法廷闘争をしていた。

ドイツ人夫婦であるジャン・バラスとスーザン・アン・ローラッドは、ふたごの息子ニコラスとレナードが二〇〇八年にいっしょにドイツに行くのを許されたが、その前に二年ほど法廷で争わなければならなかった。二〇〇八年一月にインド人の代理母から生まれたふたごは、ドイツが代理出産を認めていないためビザを拒否され、無国籍者になってしまった。

そこで両親は、子どもたちがインド人代理母から生まれたので、インドの市民権を得る資格があると言って、グジャラート州高等裁判所に訴えた。インド政府は、子どもに対するすべての権利を放棄するという契約書に署名した代理母が生んだ子どもであるという理由で、ふたごにインドの市民権を認めることを拒否した。この事件は、最後に、最高裁判所まで行った。

結局、バラスと妻は、中央養子局（ＣＡＲＡ）（訳注　インド政府組織。女性・子ども開発省の管轄）が取り締まる国際養子縁組処置で子どもたちを養子縁組しなければならなかった。インド政府はすぐに出国許可証をそろえ、ドイツ行きの飛行機に彼らを乗せ、ほっと安堵のため息をついた。

代理出産の批判者たちは、こうしたことから、インド政府がこの急速に成長している産業を規制する処置を取ることを歓迎している。

商業的な代理出産を統制する法律は、国によって大きく異なる。代理出産が合法であるロシアやウクライナのような国々では、一人親やゲイカップルでも代理母を雇うことを認められている。アメリカでは規制は州によって異なる。たとえば、アーカンソー州では独身者にも商業的代理母を雇うことが認められているが、ゲイカップルになると規定があいまいである。

カリフォルニア州では同性・異性・両性愛志向などの性愛的志向や婚姻関係の有無に基づく制限はない。現実に、これからなろうとする一人親は、子どもが生まれる前に自分の権利を確約する判決を得ることもできる。カリフォルニア州は出生証明書の母親の名前を記載する欄が空欄であるのを認めないので、独身男性で一人親の場合、「母親」として自分の名前を書き、父親の名前の欄を空欄にできる。出生証明書の部門は、こうした質問への回答を置き換え修正した証明書を後に発行することになる。

マスコミの報道では、サー・エルトン・ジョン（訳注　一九四七年生まれの英国のミュージシャン、シンガーソングライター）は、彼の生まれたばかりのエリヤ・ジョセフ・ダニエル・ファーニッシュ・ジョンの代理母に二〇一三年一月に二万ポンド支払った。エルトン・ジョンと彼のパートナーであるデーヴィッド・ファーニッシュ（訳注　一九六二年生まれのカナダの映画製作者・映画監督、エルトン・ジョンの夫）が雇ったカリフォルニア州の代理母が生んだ彼らの次男だった。彼女は同じく彼らの長男も生んでいる。「メール」（訳注　英国のタブロイド版新聞）紙はデーヴィッドが母親として記載されている次男の出生証明書を掲載した。

マイケル・ジャクソン（訳注　〔一九五八〜二〇〇九年〕米国のシンガーソングライター・ダンサー、活動は多岐にわたる）の一番年少の息子の代理母は、伝えられるところによれば、彼の第三子を身ごもるためにマイケルが自分で目的にかなうように選んだヘレナという名のメキシコ人看護婦である。ブランケットと愛称で呼ばれるが本当の名前は、プリンス・マイケル・ジャクソン二世である。彼の母親には、報道によれば、代理母の料金として二万ドルが支払われた。ブランケットの出生証明書には、マイケル・ジョセフ・ジャクソンは父親として認定されているが、母親の名前があるべき欄は空白である。ブランケットはジャクソンの精子と未知のドナーの卵子を使って体外受精で妊娠した子どもである。

第9章　結　末

二〇一二年十二月　インド　ハイダラーバード

フライトが五時間遅れた。おまけに、ハイダラーバードの交通は大渋滞だった。

「もっと早く出発するべきだとあなたに言ったでしょう」キャシーは混み合った通りで、タクシーがカタツムリのようにのろくゆっくりと動くので気をもんだ。

クラクションが四方から鳴り響いた。完成度がさまざまな高層の建造物が点在している地平線に大きなクレーンがぼんやりと見えた。運転手はエアコンのきいた車の窓を開けて、追い越そうとして彼の車をこすっただれかにげんこつを振り回した。一陣の暑い空気に都会のにおいがただよっていた。デニスは無感覚になっていた。反応するのをやめていた。そう、彼らは一週間早く出発することだってできたのだ。一ヶ月前に出発し、依頼した代理母の妊娠の最終的段階をしばらく観察することだってできた。ここ、ハイダラーバードで妊娠期間の九ヶ月をずっと過ごすこともできたはずだ。

しかし、彼らはそうしなかった。ふたごの出産予定日を計算して、今回のフライトを予約した。医者が予定より早く帝王切開するのを決めたと伝えるEメールを受け取ってから、赤ちゃんに必要だと思う品々を全部そろえ始めた。出産に立ち会いたい場合には、デニスたちが週末前にハイダラーバードに着いていることを医者は望んでいた。

デニスは予定どおりやってくれと、二人は計画どおり一週間後に到着すると伝える気になっていた。しかし、キャシーがうろたえていた。問題があると言われたらどうしよう。ふたごを他の人に渡してしまったらどうしよう。……ならどうしよう。

心配するよりチケットを再予約したほうが簡単だとデニスは思った。いやな予感だったが、フライトは思う以上に悪かった。

キャシーはずっと動揺していた。一覧表を何度も取り出しては忘れ物がないか確認していた。おしめ、子ども服、離乳食、粉ミルクなど全部そろっているかずっと心配していた。

フライト中に一度だけデニスがぶっきらぼうに言い返した。「キャシー、赤ん坊はめったなことでは死にはしない。インドではおしめをしてなくても生きている！　私たちのふたごも強く、元気に育つ。インド人の遺伝子が入っているから」

しまった！　言ってからすぐにデニスは非常にまずいことを言ってしまったと気がついた。キャシーが声をあげて泣き始めた。

「初めからわかっていた」と泣いた。「私は子どもたちにはいないも同然だから。インドの女の人とあなたとの赤ちゃんだから」

キャビンアテンダントが走ってきて、どうしたのかとたずねた。「何かで感情的になっているだけです」とデニスはつぶやき、彼女を立ち去らせた。

キャシーはワインを二杯飲んで、また泣き始めた。「ねえ」彼女は泣いた。「私が本当の母親なら、このワインは飲めなかったはずよ」

デニスはキャシーを相手にしないで、眠りについた。

彼らは泊まったことのあるホテルにチェックインし、クリニックに電話をした。受付の女性がデニスたちを確認するのに少し時間がかかった。突然、大きな興奮した声で話し始めた。「デニスさん、ホテルで何をされているのですか。代理母はもう分娩室にいます。早く来てください」

着替えをする時間も、タクシーを探す時間もなかった。ホテルの入口を出ると、オート・リクシャーが列になって並んでいた。二人は一番近くのに飛び乗った。門のところにいた警備員が運転手に二人をクリニックに連れていくようにと伝えてくれ、デニスにはいくら代金を払うか教えてくれた。キャシーはまだまごついた表情をしていた。彼女はホテルに着いてから一言も発言していなかった。

いつものように、クリニックの中では人が動きまわっていた。しかし、今回は待つ必要がなかった。デニスが受付で名前を告げるとすぐ事務の女性が案内係に二人を分娩室に急いで連れて行かせた。とにかく、年上で太ったデニスのほうが、長いフライトでひざを弱めたらしいキャシーよりも動きが速かった。

「デニス、待って」きちんとサリーを着た通路を大股で歩く案内係の女性の後をデニスが急いで追いかけていると、キャシーが叫んだ。「デニス、この混雑であなたを見失ってしまいそうだわ。お願いだから待って！　ああ、まったく！　こんなヒールの靴をはいてこなければよかった」

二人は汗をかき、息を切らして分娩室に着いた。「ああ！　デニス・アブラハムさんとキャサリン・レイノルズさんが小さなお子さんたちを歓迎するために無事到着」と医者がほほえんだ。

医者は非のうちどころなく盛装をしているように見えた。彼女もサリーを着て、上に白い上着だった。

「どうして彼女はあんなにきちんとした服装ができたのだろうか」キャシーは目の上にかかった髪の毛を押しのけ、でっぷりした体に服をまっすぐ伸ばしながら思った。「帝王切開でふたごを取り上げ、分娩室から出てきたのに、どうして医者はあんなにきちんとできているのかしら」

「さあ、奥さん、息子さんを抱いてあげてください」と医者がうながした。「あなたのお子さんデニス1ですよ。この子を見てください。お父さんそっくりです。ほら、あなたを見ていますよ。輝く小さな目を、目をあけているのを見てください。それからこちらの赤ちゃんはデニス2です。この子もお父さんそっくりです！」

それから思ってもみなかったことがキャシーに起こった。両方の腕に小さい二人のデニスを抱きかかえて混雑した待合室の真ん中に立っていたとき、自分でもまったく予想していなかった愛情がわき上がってくるのを感じた。キャシーはブランケットからはみ出たデニス2が動かす小さな手にキスをした。本当だ！　医者が言うのは間違っていなかった。デニス1が本当にキャシーのほうを見ていた。

「デニス、デニス」キャシーは夫のデニスにささやいた。「ああ、この子たちを見て、デニス。腕にとって、抱いてやって。私は二人を抱いていられないわ。とてもかわいい」

デニスはほほえんだ。彼はキャシーがついに幸せになれたので嬉しかった。彼は二人の赤ちゃんを抱いている妻の腕を支えた。「おまえ、そのとおりだよ。子どもたちは、それは、それはかわいい。それにこの子たちは私たちの子だ」とデニスはほほ笑み、キャシーの額にキスをした。

インド　バンガロール（ベンガルール）

アパルナは待合室のすぐ近くのベッドに横になっていた。めまいがしていた。彼女は世界中の非常に多くのプロジェクトをこなしてきた。ソフトウェアのもっとも複雑な問題にも取り組み、非常に多くのうるさい締め切りも守った。とても重要なことだが、四十三歳のこれまで望みが水泡に帰するようなことはなかった。今のようではなかった。彼女は息切れを感じた。こんなに涼しいバンガロールの気候なのに汗をかいていた。

夫のヴェンキィが温かいコーヒーを持って入ってきた。彼も混乱しているようだった。ソフトウェア会社の最高経営責任者のようにはとても見えなかった。二人は事務所からまっすぐ来たので会社のフォーマルな服を着たままだった。

ヴェンキィはズボンのポケットから小さな櫛を取り出し、心を取り乱して、まっ黒に染めた重苦しいもじゃもじゃの髪をとかした。アパルナは感謝してコーヒーを少しずつ飲んだ。

「何か？」彼女はたずねた。

ヴェンキィは首を振った。彼の携帯電話が鳴り始めた。

「ヴェンキィ、わずらわしい電話がかからないようにして」とアパルナはうんざりしたように言った。「私は携帯を切っているわ。私たちにもうすぐ子どもが生まれるのを忘れないで。会社には待ってもらえるでしょう」

「アパルナ、外に行って、少し歩いてこよう。君も気分がよくなるから。この部屋の中は狭くて閉所恐怖症になりそうだ」とヴェンキィは言った。「ちょっと外に出て電話に出る。重要だから」

アパルナはベッドから離れて、流行の短いヘアスタイルにした髪を指ですくい上げた。重要なメッセージが来ているかどうか確認のためアイフォンの電源を入れた。上下にスクロールしているとき、小さな窓からもれる日光の光線を浴びて、薬指にはめた大きな一粒のダイヤモンドがキラキラ光った。受信をさっと見て、全部が急を要するものでないと思った。振動モードにして、アイフォンをスラックスのポケットに滑りこませた。

病院の看護婦詰め所のところに立って退院手続きの点検しているとき、一人の男性が分娩室の外にあるいすにかけているのに気がついた。オート・リクシャーの運転手が着るカーキ色の上着を着ていた。膝の上に小さい男の子が黙ってすわっていた。

もう一つ別のいすにかけているきれいな女性が、あちらこちら走り回っている小さな娘をしかっていた。「ヴィドヤ、すぐに座らないとお医者さんが来て注射されるよ。静かにしているマネシュを見てごらん。ディーパおばちゃんに赤ちゃんが生まれるのだから。お産が終わったらみんなで家に帰れるから。静かにすわっていて。さあ、これを食べて静かにしていなさい」とそれぞれ二人の子どもに棒付きキャンデーを与えた。

アパルナは分娩室にいる女性が彼女の代理母であるのは知っていたが、その事実を認めたくなかった。自分にも認めたくなかった。この数時間にわたって女性が耐えていた陣痛についても一瞬でも想像したくなかった。アパルナは同じ町に暮らしていても、この一年間、代理母にまったく連絡もしていなかった。

夫のヴェンキィと代理母が契約書に署名したとき、一度だけ会ったのを覚えていた。そして、そう、今、突然思い出した。オート・リクシャーの運転手も見覚えかあった。彼は夫に違いない。代理母が契約書に署名したとき、彼はいた。女性の名前を思い出せなかったが、魅力的な女性としての印象があった。代理母は身長も高かった。アパルナは代理母がきれいでなければならないと主張し、この条件を満たすためにエージェントに少し多く金を払っていた。女性の遺伝子が赤ちゃんに入りこまないと言えるのだろうか。医者は女性の子宮は保護されたボックスのようなものだと言っていた。しかし、わずかな危険でも冒したくはなかった。

もっと重要なことは彼らの取巻き連中でもほとんど知らない秘密、卵子の秘密だった。

アパルナとヴェンキィはおよそ一年前に、最後の手段として代理母を雇い、自分たちの遺伝物質を使い子どもをつくろうと決めた。しかし、最初の二度は失敗した。受精卵が子宮の壁に着床しなかった。そのとき医者からこれ以上時間を無駄にしないで卵子のドナーを見つけるべきだと言われた。同じ代理母を使い、匿名のドナーの卵子でつくった受精卵で試せるというのだった。

アパルナは神経衰弱になりそうだった。匿名のドナーの卵子を使うことなどどうしてできようか。それに自分はどんな役割を果たすのだろうか。

アパルナの姉アシャが助けの手を差しのべた。彼女も夫も医者だった。二人はアパルナに助言した。世の中の人が本当のことを知ることは決してないと話した。これで二人に子どもができる。医者の提案を受け入れるべきだと強く薦めた。

お金をとても必要としていて卵子を「提供」したがっている若い医学生をアパルナたちは見つけた。医学生は若く、美貌で、非常に聡明であり、アパルナとヴェンキィが求めていたすべての特質を備えていた。彼女は未婚であり、受胎能力について証明する記録はなかったが、卵子の提供では問題がなかった。彼らは卵子ドナーが「特別」だったので、通常の額より多く支払うことに同意した。


アパルナは誰かにスラックスをそっと引っぱられるのを感じ我に返った。下を見ると、マネシュだった。棒付きキャンデーを口に入れ、ヴィドヤの手を握っていた。

「なに?」とアパルナはいらいらしてたずねた。彼女は特に小さい子どもになじめなかった。携帯がポケットで振動するのを感じ、取り出そうと手をポケットに滑りこませた。「なんの用?」と小さい少年に聞いた。

少年はこわがっているようだった。「あそこ」とカンナダ語で分娩室のドアのほうを指さした。それから子どもたちはそれぞれの親のほうにあわてて走った。

看護婦が腕に赤ん坊を抱いて、ドアのところに立っていた。アムダァが赤ちゃんにほほえんでいた。「とてもきれい」と彼女は看護婦に言った。「ディーパはこの子を見たのかしら」

看護婦はうなずいて、「でもこの子の両親には言わないでね」とささやいた。「あの人たちはディーパがこの子を生んだのに、赤ちゃんを見てはいけない、さわってはいけないとうるさかったから」

「あの人たちは好きなことが何でも言える」とアムダァはささやき返した。「あの人たちは余分にたくさんお金を払ったのよ。この子は快適な生活がおくれるわ。あの奥さんの耳と指のダイヤモンドを見て。会社の幹部に違いない。ずっと電話で話をしている!」


ヴェンキィは部屋に急いで入った。アパルナはまだ赤ちゃんを見ていなかった。気が遠くなるような気分の悪さを感じ、いすにすわっていた。

「アパルナ、こちらに来てごらん」とヴェンキィは妻が立ち上がるのを助けてやさしく促した。「私たちの赤ちゃんを連れて帰ろう」

分娩室の中で、ディーパは麻酔をかけられ横たわっていた。彼女を雇った両親のためにきれいな息子を出産し、体力を消耗していた。彼女の夫が息子マネシュを連れて、分娩室にゆっくりそっと入ってきた。アムダァが後ろに続いた。

「全部終わった」アムダァは彼に言った。「ディーパは回復すると代理母の家に数日は連れていかれますが、その後、家に連れていけます。あなたの苦しい一年は終わりました。奥さんをやっと家に連れて帰れます」

インド　ムンバイ

ビーナのお腹が目立ち始めていた。彼女はいつも疲れていた。前のときの疲れのようではなかった。だが今度は事情が違っていた。

頭の中で何もかもが混乱していた。ビーナは何もかもを忘れずにいることはできなかった。つわりのひどい吐き気、妹マニーシャーの問題……彼女はあったことを明確には思い出せなかった。出来事の順序は気にしないでおこう。

マニーシャーの病気についての精神的、経済的ショック……このようなことをビーナは誰にも望んではいなかった。この三ケ月は大変だった。そして、これは彼女が赤ちゃんの安全のために休息を取ることになっていた期間のことだった。神のおかげで、流産はしなかった。流産になれば乗り越えることができない大問題になっていただろう。ビーナはクリニックから事態が少し改善するまで家に滞在できる特別許可をもらっていた。しかし、もう代理母の家に移るように圧力がかかっていた。

「ビーナ、もうぐずぐずとできません」と前の日にスキャンを受けに行ったとき、医者にしかられた。「お腹の赤ちゃんに何かあれば、あなたはとても困る事態になります。前もって受け取ったお金を、あなたは返さなければならなくなります。わかっていないかも知れないけれど、あなたは大きな責任のある仕事をしているのですよ。あなたを雇った人たちはあなたの個人的な問題を気にかけてはくれません。あなたも会ったでしょう。二人の男性に。二人の白人男性に。あなたはぐずぐずしていられないのです。明日、代理母の家に移りなさい。そう命じます」

シャナーズはコーヒーを飲みにビーナをキャンティーン（訳注　軽食店）に連れて行った。「ビーナ、医者に言われたように移ったほうがいい」と助言した。「自分の家にこれ以上いると、あなたは絶対に流産してしまう。それは、絶対あってはいけないことだわ。マニーシャーもかなり回復してきている。でも、彼女が、あなたも、彼女のご主人や子どもさんもいない家に住み続けるのは無理だわ。あなたのだんなが彼女を殺してしまいます。あなたのお嬢さんを学生寮に送り返したほうがいい。私があなたの妹さんを私の家に連れて行って、何週間かしたらカトマンドゥーに送ってあげる」

二人がすわってコーヒーを少しずつ飲んでいたとき、シャナーズが突然によりかかって、ビーナの手を握った。「こんなこと話したくなかったけれど、話さなければいけないと思う。お腹の赤ちゃんを無事に生まなければいけないもう一つの理由があるの。あなたの妹さんの卵子と、二人の白人男性のうちの一人の精子でつくられた赤ちゃんだからなの」

ビーナはひどく驚いてシャナーズを見つめた。そのようなことを想像もしていなかった。「何を言っているの？」とビーナはお腹をかかえて叫んだ。「私のお腹にいる子がマニーシャーの卵子でつくられたですって?」

シャナーズはうなずいた。「妹さんの卵子ともう一人の白人男性の精子を使って、いくつか他の受精卵もつくられたの。そのうちの一つが私の若い親戚の一人にも移植されている。あなたの妹さんはこのような卵子を提供することで、とても苦しい思いをした。あなたに移植された受精卵が無事に育ち、生まれてきて、豊かな外国で幸せな、快適な生活がおくれるようにしてあげなければいけないでしょう」

代理母の家に向かうために荷物を詰めながらビーナの頬を涙が自然に流れ落ちた。マニーシャーのバッグはすでに詰め終わり、シャナーズが自分の家に連れていくのを待っていた。

「姉さん、どうして泣いているの」とマニーシャーは姉を抱きしめながらたずねた。マニーシャーも泣いていた。「私はもう大丈夫です。もうすぐ家に帰れます。でも姉さんは自分とお腹の赤ちゃんに気をつけてください」

「ええ、わかっている」。ビーナは妹を抱き寄せて答えた。「あなたは家に帰りなさい。私は全部のことに気をつけるから。特にお腹の赤ちゃんに。赤ちゃんを両親に渡してから、あなたに会いに行くから」。ビーナはマニーシャーの手を自分のお腹の上にのせた。「赤ちゃんがわかるでしょう。お腹の中で動いているのがわかるでしょう」

インド　グジャラート州アーナンド

スミは代理母の家の状況を調べた。上のほうに電線が走っていた。クリニックの雑用係の地元の少年二人が小さい待合所に電気をつけるように頼まれていた。肩に大きなカメラをかついだ一人の白人男性が、ポーズをとらずあちらこちら歩いている妊婦たちや、ダール（訳注　キマメ。各種のひき割り豆を煮こんだカレーの一種）の大きな深鍋をかき回している料理人のマムタ、キャッチボールをして走り回っている代理母の子どもたちを撮影しながら歩き回っていた。

「あーっ、スミ姉さん、あの人たちがあなたを探していました」とビンドゥーという名の代理母がスミを呼んだ。ビンドゥーは二十代後半の魅力的な女性だった。今日はスマートな赤いシャルワールのパジャマ風のズボンを身につけていて、五ケ月のお腹が微妙にはっきりしていた。化粧をし、口紅をつけていて、テレビ撮影班に撮影される準備ができているようだった。

スミはビンドゥーにうなずき、「どうして?」と不安そうにたずねた。「なぜ私を探しているの?」誰かが探しているから代理母の家に行くようにとスミはクリニックから伝言を受け取っていた。このようなことがあると考えたこともなかった。

ビンドゥーは肩をすくめた。「ちょっとお兄さん」と電気係の少年の一人を呼んだ。「スミ姉さんがきたとあなたのボスに伝えて」と出入口に立っているスミを指さした。

カメラを持った男性がメッセージを受け取るとすぐにスミのほうに大股でやってきた。「こんにちは、スミ姉さん」と片手を伸ばした。「ドラの弟のジェームズです。インドの代理母の撮影をしています。英語がわかりますか」と突然たずねられた。

スミの顔色がぱっと輝き、うなずいた。あなたのお姉さんが少し教えてくれました。少しわかります。ふたごの子どもたちは元気ですか。写真を持っていますか」

ジェームズは彼のバックパックから小包を引っぱりだし、スミに与えた。「スミ姉さん、これはドラからあなたにあずかってきたものです。写真と少しばかり金が入っています。子どもたちがもう少し大きくなったらインドに連れてくる予定だそうです」

スミは部屋のすみにすわって、小包をあけた。ふたごの子どもはきれいだった。自分が出産したのが信じられなかった。美しい庭にいた。年取った夫婦、おそらく祖父母だろうが、ふたごをひざにのせていた。海岸で赤ちゃんを抱いて立っているベンとドラの写真も一枚入っていた。手紙も一通入っていて、グジャラート語の通訳が読み上げてくれた。みんなが元気だと、スミに会いたいと、できるだけ早くインドに戻りたいとドラは書いていた。別の封筒にはオーストラリアのドル紙幣が入っていた。

「医者にドル紙幣を渡せば、インドのルピー紙幣に交換するのを助けてくれます」と通訳は教えてくれた。

ビンドゥーは今、代理母の家に通じるドアのところに立っていた。彼女は身元を隠すためにドゥパッタの長いスカーフで顔をおおっていた。白人女性のニュースキャスターがスミの近くに立って何かを話していた。

スミは黙って立って、裏口から出た。出て行きながら、日本人のふたごはどうしているだろうかと思った。何の知らせもなかった。今はもう四歳になっているはずだ。

スミはドラとベンが本当にいい人たちだと思った。でも、二人はスミ姉さんのことを長く覚えていてくれるだろうか。

イギリス　ロンドン

マーヤーとアシャのふたごは無事に長旅ができた。二人は暖かい子ども部屋のベビーベッドで心地よく眠っていた。ミーナとラムは居間にすわって、ワインを少しずつ飲みながら、何ケ月かぶりにくつろいでいた。ミーナは赤ちゃんのモニターのスクリーンをちょっと見上げた。ふたごは眠っていた。

ラムにぴったり寄り添ってミーナはささやいた。「本当にこのような日が来ることはないと思っていたの」

「ふうん」とラムは半分寝ながら返事をした。

前の年に騒動があってからこの三ヶ月間は驚くほど穏やかに時が過ぎていった。チェンナイに一週間ほど滞在したが、ラムの両親は赤ちゃんに非常に愛情を持ち、手放なそうとはしなかった。ラムはデリーで子どもたちに予防注射と事務手続きを済ます必要があると両親を説得しなければならなかった。

アリスはずっと忍耐強かった。彼女が代理母であることも、赤ちゃんたちに授乳していることも一度も漏らさなかった。できるだけ早く離乳させなければいけないのをミーナもわかっていたので、チェンナイにまだいるときからほ乳びんのミルクを飲ませ始めた。

デリーに戻ってからの数週間はとてもあわただしかった。アリスが去る前にミーナは十分なボーナスを与えた。それとアリスの娘の教育費を出すという申し出を更新した。

「真冬の凍るように寒いロンドンにこんなに小さな赤ちゃんを本当に連れて帰りたいのですか」とミーナの母親が心配した。「どうしてもう三ヶ月、デリーに居れないのですか。あなたは今、仕事をしていないのだから」

「お母さん」とミーナは喜びにあふれて答えた。「自宅に連れて帰ります」

ラムの腕の中でぐっすり眠りに落ちる前にミーナはこれ以上幸福なことはないと思った。

第10章　処女の出産と子宮バンク

エピソード5　新しい時代

世界中のますます多くの女性が代理出産の人気に飛びついている。女性は子宮と卵子を持ち、煩わしいことが多かったが、技術の進歩のおかげで生物学的付属物が突然に商業的価値を得たため、男性より有利だということを知っている。

しかし、また、科学者がこうしたユニークな生物学的部分の人工的代用品をつくる手段を見つけるまでにどのくらいかかるだろうか。世界中の最先端の研究が性行為のない再生でつくられた受精卵が培養され、人工的な子宮で育てられる新しい時代を示している。そのため自然の人間の卵子や子宮が時代遅れになるときがやって来るのかも知れない。

二〇一二年にロンドンを本拠にした生物学者アラティ・プラサド（訳注〔一九七五年―　〕ロンドン生まれの作家・テレビ・ラジオのキャスターでもある）は『処女のように――科学は性の規則をどう再構築するか』という著書を出版した。本は読者を人工子宮と性行為のない再生産の世界に導く。彼女は、たいていの文化で男性に触れなくても出産する処女の話が語られていると言う。これは神話にすぎなかったのだろうか、それとも将来、処女が出産して赤ちゃんをつくることができるようになるのだろうか。

彼女は妊娠について想像も及ばない考えを探求した。彼女は水の上を歩き、自己再生の能力も持つイエス・キリスト・トカゲ＊のような生き物について書いた。架空でない処女の母親を見つけようと試みる一九五〇年代の科学者たちについても書いた。遺伝学者たちが卵子受胎コンピューターチップや男性のための人口子宮のような発明品を使って男女に無関係の再生産の可能性を探究している現代の実験室についても語った。

＊訳注　中南米に分布するバシリスク属のトカゲ。水面を走り抜けることができるため、新約聖書の福音書にイエス・キリストが水の上を歩いたと記されていることから英語で「ジーザス・クライスト・リザード」と呼ばれる。

アラティ・プラサドは将来、「究極の片親」が存在する可能性についても探求した。この女性は自分自身の幹細胞と人工的なY染色体を使って、健康な新しい卵子と年齢を問わない精子をつくった。彼女の卵子の一つを「疑似の精子」のように作用させ、まったく独力で再生産することができた。それから授精卵は人工子宮の中で妊娠させられた。これらは、ゲイのカップルが彼らのDNAの赤ちゃんをつくり、人工子宮の中でそれを育てることもできるということだった。

このような人工的な子宮は、生物学的、社会的なイコライザー（訳注　平衡装置）になるのだろうか。もし受精卵を体の外で成長させることができれば、女性や男性の生活を変えることになるのだろうか。

コーネル大学（訳注　アメリカのニューヨーク州イサカにある私立大学。アイビーリーグの一つ）で生殖医学の教授であるハン・チン・リュウ博士は細胞を人工の子宮で成長させて、子宮内膜組織をつくり出した。マウスの受精卵を実験室でつくった子宮の内側に入れると、うまく着床し、健康な成長が見られた。明らかに、リュウ博士は女性の子宮から培養された細胞でおおわれた支えの枠組みを使って、人間の子宮のための内側をつくることができていた。これらの細胞は増殖できた。リュウは体外受精で余った受精卵を使ってこの子宮で試してみた。実際の子宮でのようにちょうど六日で受精卵をこの子宮に着床した。研究者が十四日以上にわたって実験室で人間の胎児を育てることは許されていないので、リュウは実験を着床から八日で終わらなければならなかった。

日本では順天堂大学で桑原《くわばら》慶紀《よしのり》教授と彼のチームが山羊の胎児を十日間成長させた（訳注　二〇〇二年に合成羊水をみたした容器の中でヤギの胎児を育てることに成功した）。この子宮は試作であったが、近い将来に人間の胎児をみごもることができる十分に機能する人工子宮がつくり出されると桑原は予想した。

二〇〇四年に卵子だけで「かぐや」（ネズミ）の誕生に世界で初めて成功した。* 一つの成熟した卵子と未成熟の卵子の素材から卵子がつくり出された。科学者たちはマウスの遺伝子を操作し、精子の染色体のように卵子の染色体を使うことができた。

＊訳注　東京農業大学河野友宏教授と彼のチームがネズミの「かぐや」により、世界で初めて卵子だけで哺乳類を発生させることに成功した。

オーストラリアのニュー・サウス・ウェールズ州のポートスティーブンス水産技術研究所の科学者たちには、サメに正常出産をさせるために計画された人工子宮を保管する目的で建てられた特別研究所を持っていた。この「子宮」は、水槽、卵管、体液交換システムに似ていて、漁業生物学者ニック・オトウェイが立案した。シロワニ*は二つの子宮を持っているが、この両方に異常が起こったことによる絶滅の危機から救おうという最後の望みをかけた繁殖の試みだった。シロワニの赤ちゃんは一年の妊娠期間の後に生まれるが、その期間に子宮の中で強いほうが弱い受精卵や胎児を食べ、それぞれの子宮から一匹ずつ強いサメが生まれるのである。

＊訳注　「ワニ」はサメの別称。豪州・南アフリカなどの沿岸に多いミズワニ科シロワニ属の大型のサメ。性質はおとなしく人を襲うことはないとされる。

オトウェイと共同研究者のミーガン・エリスは種を救いたいと思えば、子宮の中での共食いをやめさせなければならないと判断した。試作模型の子宮をつくり、実験動物としてクモハダオオセ（訳注　西太平洋に生息するテンジクザメ科のサメ。体が平たく斑点がある）を使おうと決めた。クモハダオオセはシロワニと妊娠期間が似ていたが、シロワニより小さく、絶滅の危機に直面していないし、捕獲がより簡単だった。

最初の二度の中断のすえに彼らが創り出した人工の子宮は、要するに複雑な水槽で、空気孔、細菌濾過器、蠕動《ぜんどう》ポンプ（訳注　弾力性のある管を波状に収縮させて流体を送るポンプ）、のぞき窓、水交換システム、多数のモニターのセンサーがあった。この設備で、オトウェイとエリスは六つの胎児の出産にこぎつけた。ダイバーたちに捕獲され安楽死させた一匹のメスから捕らえたサメの胎児たちは誕生前の最後の十八日を人工子宮の中ですごした。生まれたとき、赤ちゃんたちは平均の大きさであった。約三ヶ月後に野生に放されるまで全部が生き残った。

話変わって、子宮の取り替え手術が二〇一三年に現実になった。

二〇一四年一月にトルコのアンタルヤ（訳注　トルコ南西部のアンタルヤ州の州都で地中海に臨む港湾都市）のアクデニズ大学病院の医者たちは、先天的に無子宮の二十一歳のデルヤ・セルトに死亡したドナーから摘出された子宮の移植手術に成功し、デルヤの卵子と対外受精でつくられた受精卵で現在、妊娠六ヶ月だとその当時、発表した。医者たちは心臓の鼓動を聞くことができ、このような処置で生まれた初めての赤ちゃんが間もなく誕生することを喜んでいた。しかし、残念ながら、二週間後、鼓動がとまり、デルヤは赤ちゃんをなくした。

それに対し、スウェーデンの医者たちが二人の女性にそれぞれ母親から提供された子宮の移植手術をした。イギリスでは五人、スウェーデンではさらに九人の女性たちの子宮が移植された。

スウェーデンの子宮移植チームの代表だった医師のマッツ・ブランストロム博士は、女性の一人が妊娠したと二〇一四年一月に発表した。二〇一四年の終わりまでに赤ちゃんが誕生すれば、移植された子宮から生まれる最初の赤ちゃんであるだけでなく、かつてはその母親を宿していた同じ子宮から生まれる最初の赤ちゃんでもあると発表した。

このようにして、近い将来には代理母にも多くの他に取りうる方法があるかもしれない。研究に金を使い、努力をして、科学者が二〇二〇年までに動物の子宮を、二〇三〇年初めには人間の子宮を実際につくることができれば、伝統的な妊娠はもはや必要なくなるかもしれない。そして、これに加えて、もし卵子や精子を幹細胞からつくり出せれば、人間の性器や、非常に重要な人間の子宮はもはや出産に必要でなくなるかもしれない。

このような進歩は人生の意味を変えることもありえる。人間の母親から生まれたのではなく、子宮の外でつくられ、育てられた子どもが異なった役割を果たすようになるかどうかは、今までのところだれにもわからない。あるいは、持って生まれた遺伝学的な、もしくは、環境上の欠点のない無菌の人工子宮が胎児には、もっと望ましく、申し分のないホームになるのかどうかもわからない。

他にもいくつか疑問もある。

もし子どもが母親の子宮の外でつくられ、生まれると、だれが主たる親になるのだろうか。受精卵を子宮バンクに預けるべきだと会社が女性たちに迫るなら、女性たちは産休を認められなくなるのだろうか。

この世で、見たところでは科学小説の部門に属するように思えるが、子宮バンクは、代理母の家やベビーファーム（訳注　妊娠している未婚女性のための出産施設。生まれた子の養子縁組の世話も行う）に取って代わるかもしれない。自然の母であることは、女性にとって本当に、手が出せないぜいたくなものになるかもしれない。

とっぴに聞こえるかもしれないが、こうしたことは本当に起こりうることである。母であること、父であること、子づくりという言い方が今日、理解しているのとはまったく違った意味になる日も遠くはない。

結びのことば

女性はまだ子宮で定義される。彼女の体内で生命をはぐくむ子宮で。

しかし、どのくらいの間だろうか。

国籍や宗教、階級、ジェンダーが合体して子どもができるこの変わりつつある世界で、精子、卵子、子宮は異なる意味を持つ。

今日、女性は自分の卵子や子宮を使わないでも、自分の子と呼べる子どもをつくることができる。

明日、何が起ころうとしているかだれにもわからない。

付記

付記1　インド　ケーララ州　初老の夫婦の場合

ラヴィ・クマールとカルティヤニはインドのケーララ州アンガマリに住んでいる。夫のラヴィは五十九歳、妻は五十八歳である。二年前に音楽家の一人息子ラティーシュが睾丸のガンで死亡した。息子の思い出として彼らが持つ一番の価値がある財産はガラス瓶に入れた息子の精子である。それは息子の治療が始まる前に医者の勧めで取られ、近くのコチ（訳注　旧称コーチン）にある「生殖不能治療と生殖補助医療センター」（「CIMAR」）に保存されていた。

今日、精子が入ったガラス瓶は夫妻の権利のものであるが、こうなるのに裁判で争わなければならなかった。「CIMAR」は正当な権限を持つその筋の法律的な命令がなければそれを渡す用意がなかった。息子ラティーシュは遺言書を残さないで死んだので、精子は法定相続人が権利を持つ彼の財産の一部かどうかはっきりしなかった。機械修理店の溶接工であるラヴィはエルナクラム（訳注　かつてはコーチン州の州都）のロク・アダラート*に訴え、有利な裁断が下りた。いったんこう決まると、「CIMAR」は、ラヴィたちが赤ちゃんを生むのにふさわしい代理母を見つけるなら進んで二人を助けてくれることになった。

＊訳注　民衆裁判所。インドでは裁判に時間と金がかかるので社会的弱者の救済に編み出された。双方

の歩み寄りと和解で解決しようとする。退官した裁判官や弁護士などによって運営される。

それに対し、判決前には代理母になることを自発的に申し出ていた三人の女性が後に同意を撤回してしまった。

記者たちに対して、「CIMAR」のパラスラム・ゴピナート博士は、精子は理想的な状態のもとで、液体窒素の中の試験管で保存されていて、数年は生存能力があるだろうと話した。問題は卵子のドナーと代理母を見つけることだった。体外受精は複雑な処置だったので、求めに応じて代理母になる女性は信頼ができる人でなければならず、いったん処置が始まると約束を取り消すことはできなかった。「CIMAR」はこの気丈な夫婦への特別な好意として、全部の処置の代金を普通の半額にあたる約二〇万ルピーにしてくれた。*

＊訳注　親戚の女性が代理母になるのを撤回したため、高額の報酬を払えない貧しい夫婦が代理母を見つけるのは容易ではない。

一方、マラヤーラム語（訳注　インド南西部マラバル地方のドラヴィダ語属の一つ）の映画監督サンジーヴ・シヴァンがこの初老の夫婦の話をもとにしたドキュメンタリー映画『終わりのない夏』を製作した。いくつかの国際映画祭で上映されたが、事実を勝手に変え、話はハッピーエンドで終わっていた。この映画ではグジャラート人の代理母が赤ちゃんを出産し、孫と共に代理母も祖父母に養女にされる。この映画の終わり方は、明らかに夫婦に希望を与え、現実でも同じようにハッピーエンドで終わると思わせた。
しかし、年月がたつにつれて、その夢も色あせはじめている。

付記2　希望するような赤ちゃんを

世界保健機関（訳注　国連の専門機関。一九四八年設立。ＷＨＯ）によると、二〇一三年にはインドに約一、九〇〇万人の不妊の夫婦がいて、その数は増加している。彼らの希望する項目も増加している。もっと前、体外受精や代理母が一般に受け入れられる前には、インドの夫婦は卵子や精子のドナーについて特にえり好みしなかった。しかし、現在は夫婦がどのような赤ちゃんがほしいか希望が実にはっきりしている。

そして、驚くまでもなく、希望リストのトップは、そう、推測できるように「色白」の肌。

「体外受精を希望してくる夫婦は、細かく希望を言ってきますよ。卵子、あるいは精子のドナーは、教育を受けていなくてはいけない、色白の肌で、青い目をしていなければいけない」と体外受精の専門家であるリタ・バクシ博士は新聞記者にこのように語った。彼女はクライアントの約七十パーセントが色白のドナーを求めると話した。

しかし、デザイナーベイビー（訳注　親の理想に合うように遺伝子操作によってつくられる赤ちゃん）は費用においても努力においても莫大な負担を伴う。

色にとりつかれたインド人の親たちからヨーロッパ人のドナーはもっとも望まれた。そのためヨーロッパ人はルックスや教育水準によって三万ルピーかそれ以上の金額を要求できた。不妊治療専門医によれば、最も需要があったのは、青色かブラウンの目をした白人のドナーだった。白色人種の卵子はスペインや東ヨーロッパの国々のドナーからたいてい調達している。

外国から卵子や遺伝物質を得る手順がある。体外受精クリニックは、適切な書類を提供してから人間の冷凍した受精卵を輸入する許可を得なければならない。これからなろうとする両親とクリニックが署名した法律的契約書をインド医学評議会（ＩＣＭＲ）に届け出なければならない。クリニックは異議がないという証明書（ＮＯＣ）も出さなければならないし、これからなろうとする両親は実際にインドにいる間にこれに署名しなければならない。インドにこのような生体試料を送るのを専門にした宅配便や超冷凍保存を専門にする会社がある。

法律も国によってさまざまである。カナダはこうしたドナーが金銭を受け取るのを認めていないが、アメリカではドナーに支払われる金額を取り締まっていない。二〇一二年にイギリスは卵子提供者への支払いを周期ごとに二五〇ポンドから七五〇ポンドに上げた。

輸送面での問題もあった。適正にラベルを貼っていなかったり、適切な書類がなかったりで、官僚的な形式主義のため、送り返される遺伝物質の場合もある。

法律があろうがなかろうが、問題があろうがなかろうが、代理母を求める金持の夫婦は制度を手際よく使い、希望するような赤ちゃんを得ることができる。そして一番好まれる選択は、もちろん乳白色の肌の男の子である。男女産み分けはインドでは非合法であるので、金持の夫婦はよい手段を求めて他の国に行って白色人種の卵子を使って体外受精を行ってもらうこともある。金持はインドに受精卵を輸入し、インドの病院で赤ちゃんを出産する彼らの管理しやすい地元の代理母を使う。金持の夫婦は可能な限り最もよい取引ができる。

明確な不妊問題がない夫婦でも、移植する受精卵の性別を選べるため体外受精を受けることがあり得る。こうしたことはインドや、あるいは海外でも、日ごとに急速に増えている秘密の不妊治療クリニックで用心深く行うことができる。すでにこうしたことが行われているという報告書もある。このままにしておけば、これはまた別の繁栄する非合法的産業になりえる。

付記3　体外受精の新技術

二〇一三年に研究者たちは体外受精で妊娠をした赤ちゃんの成功率が劇的に改善できる新しい画期的な技術について話し始めた。

技術は信じられないほど簡単だった。体外受精の受精卵の寿命について最初の数日間に数千枚の低速度撮影の写真が撮られた。胞胚と呼ばれる液体にみちた腔《くう》が最初に現れる瞬間から、受精卵が保護殻から卵割する前の最後の瞬間まで確認するために使われた。

この期間が約六時間以上続くとき、妊娠を失敗に導く異数性（訳注　染色体数が通常と異なること）と呼ばれる異常な数の染色体を持っているようだと科学者たちは発見した。

科学者たちは、体外受精治療から生まれる健康な赤ちゃんを今、二倍に、三倍にでも増やすことができると発表した。体外受精の技術はイギリスで発展した。* このイギリスで行われた研究により、女性に着床された体外授精の受精卵で死産でなく生児出生は、平均して約二十四パーセントにすぎないことが明らかにされた。最もよい受精卵を選択する新しい技術を使い七十八パーセントにまで増やすことができると研究者たちは考えた。

＊訳注　英国の生理学者ロバート・ジェフリー・エドワーズ〔一九二五〜二〇一三年。英ケンブリッジ大名誉教授〕が一九七六年に体外受精に成功し女の子が生まれた。この功績で二〇一〇年にノーベル生理学医学賞受賞。

英国の認可されたクリニックは、毎年、約六万件の体外受精の治療を行った。しかし、多くが失敗に終わった。このことはそれぞれの治療の周期に五千から一万ポンドかかる費用を払っていた夫婦に、大きな精神的ショックを与え、経済的に抑制させる結果となった。

七五〇ポンドの金額がかかる新しい処置は、初期の生命周期の二つの重要な段階の間に発育にかかる時間に基づいて子宮に着床される一番よい受精卵を識別した。

『生殖医学オンライン』という雑誌に発表された、六十九組の夫婦の八十八の体外受精の受精卵を過去にさかのぼって分析した予備研究は、低速度撮影技術でこの特定グループの患者が生児出生に成功した割合を三十九パーセントから六十一パーセントに改善できたことを確認した。

いったん処置に磨きがかかり、体外受精治療を求めるさらに多くの不妊の夫婦に応用すれば、成功率はもっと上がると研究者たちは確信した。

普通では、毎日、胎生学者（訳注　ヒトおよび哺乳類を対象とする発生学者）が人工孵卵器の中の体外受精の受精卵を確認する。しかし、低速度撮影カメラでは受精卵の発育を妨げないで十分ごとに写真を撮って、自動的に確認ができた。研究者たちは同じ段階の五千枚以上の画像を見て、部門や成長の各段階をもっと厳密に観察や測定できた。この継続するモニタリングによって研究者たちは、明確な時点での遅れが異常な成長を示すという事実に注意を向けることができた。

染色体異常は、体外受精の失敗や流産のただ一つの、一番大きな原因だった。低速度撮影写真を撮ることで研究者は非常に初期の段階に、さらに重要なことには、非侵襲性処置（訳注　体を傷つけない治療〔検査〕）で染色体異常を発見できた。

この技術が開いた可能性は非常におもしろい。

感謝のことば

インドの代理母についての本を書くことは渦巻きの中に入るのに似ていました。流れに流されることしかできませんでした。あまりにも多くの視点、とてもたくさんのさまざまな人たちの話、いろいろな要求、大変に複雑な社会や異文化間の圧力、道徳的問題、経済的な取引、医療処理、悲劇、祝賀……これらを全部上げれば切りがありません。

これら全部をノンフィクションの作品に仕上げるのは挑戦でした。バンガロールのカミニ・ラオ博士、アーナンドのナヤナ・パテル博士のような専門家たちの助けがなければ、私はこの仕事を完成することはできなかったでしょう。たえず改善される法律的状況を理解する助けをしていただいたチェンナイの「代理母法律センター」のハリ・G・ラマスブラマニアンにも感謝をしたいと思います。

インド中のクリニックで働いているかなり多くの研修医たちに会って話を聞いてから、この作品を書くのが軌道に乗りました。彼女たちは代わる代わる私が代理母たちに会う助けをしてくれました。その代理母たちは、住居として提供された代理母の家に私を案内してくれました。私は代理母たちの家族にも会い、夫や子どもたちとも話ができました。本書はこのような人たちが私に話してくれたことをもとに書きました。

これから親になる予定の両親たちは、普通の方法では自分たちの子どもを持てないと知ったときの当初の苦しみや、自分たちの遺伝子を持つ子どもを抱いたときの最高の喜びを話してくれました。このような人たちの話は、本書を書いていく励みとなりました。

私が本書についてアイディアを提案した当日から乗り気になって私をずっと励まし、支え続けていただいた賢明な編集者カルティカ・V・Kがいなければ、困難を乗り切ることはできなかったでしょう。私の委託編集者アジタ・G・Sがこの仕事にかかわるようになってから、本に、はずみがついてきました。直感力の鋭い彼女の意見を聞き、私が文章を書き直し、さらに多くの情報を徹底的に調べました。これらのことのすべてが、本に深みを与えることになりました。私の原稿を注意して読み返し、はっきり最後の意見を述べていただいたビディシャ・スリヴァスタヴァと、本書の印象的な表紙を考えてくださったタナヤ・ヴヤスにも感謝いたします。

訳者あとがき

本書はギーター・アラヴァムダン（Gita Aravamudan）著、Baby Makers : The Story of Indian Surrogacy, HarperCollins Publishers India 2014 を翻訳したものです

ギーターさんの前作 Disappearing Daughters : The Tragedy of Female Foeticide 2007 はインドでベストセラーになりました。「まえがき」をアブドル・カーラム（Dr.A.P.J.Abudul Kalam ）第十一代大統領が書かれています。この訳書を『インド　姿を消す娘たちを探して』（柘植書房新社）として二〇一二年に出版しました。その前年末にニューデリーのお住まいにカーラム大統領をお訪ねし、そのときのお写真も訳書に掲載できました。カーラム博士は国産ミサイル開発や一九九八年の核実験を主導。「ミサイルの父」と呼ばれ、インドの大国入りを説く著作『インド２０２０　世界大国へのビジョン』を出版。庶民派大統領として人気があり、退任後は若い世代の啓発に力を入れられていました。二〇一五年七月にインドの大学で講義中に倒れ、八十三歳で死去されました。私はニューデリーに行くとカーラム博士をお訪ねしていました。ギーターさんとはお連れ合いが博士と共にインド宇宙研究機関のお仕事に携わっておられたことがあり、大統領のことでもよくお話をしていました。

ギーターさんはＩＴ産業で有名な南インドのカルナータカ州の州都バンガロール（現在ベンガルール）でお生まれになり、現在も在住。前作は、教育のある家庭や医療関係者の科学技術についての誤

解で男児に比べ、女児がいなくなっている現代インドが直面する問題を浮き彫りにしています。医療技術の進歩、出生前診断で胎児の性別が早い段階でわかるようになったからです。この本はインドでベストセラーになり、二〇一三年二月に「2011年~2012年メディア賞特別審査委員賞」を受賞。作家としてだけでなく、女性記者が少ない時代にジャーナリストとして全国紙や雑誌の仕事を始められたパイオニアです。フィールドワークが丁寧で正確、安心感が持てます。次作はインドの代理母についてだと聞き、出版社も決まっていて、出版を楽しみにしていました。

代理母出産とは、子を持ちたいが持てない不妊に悩む夫婦や、病気などで子宮がない女性、同性愛者などの依頼で、妻の卵子、あるいは匿名のドナーの卵子と、夫の精子、あるいは匿名のドナーの精子を体外受精させ、受精卵を妻の代わりに第三者である代理母の子宮に移植し、妊娠、出産させるものです。同性愛者の場合は依頼人の男性の精子とドナーの卵子を使います。インドで卵子の売買はさかんで、代理母の卵子が使われることは絶対にありません。彼女と遺伝的につながりを持たない赤ちゃんがつくられます。インドでは依頼者の両親と、あるいは両親のうちのどちらかと遺伝的なつながりがなくてはなりません。

日本では生殖補助医療を規制する法律がなく、産科婦人科学会によって自己規制されているだけです。キリスト教徒の多いフランス、ドイツ、イタリア、スイスなどでは代理出産は禁止されていますが、アメリカは州によって異なります。一九七八年に世界で初めて体外受精に成功したイギリスでは「利他的代理出産」は認められていますが、代理母に謝礼金を払う「商業的代理出産」は禁じられています。他の先進国でも「商業的代理出産」を禁じる国は多いです。

代理出産はアメリカで医療ビジネスとして発展してきましたが、費用が高額で一千万円から二千万円以上かかり、依頼する夫婦は富裕層が中心で、普通の人には手が届かなくなっています。

インドで二〇〇〇年には生殖ツーリズムについて聞いたことがありませんでした。二〇〇二年から代理出産の商業化を合法としたといわれています。その後、突然に生殖ツーリズムの目的地のトップになり、世界中から不妊の夫婦が商業的代理母を求めて殺到するようになりました。二〇一二年には商業的代理出産は大金を稼ぎ出す産業の一つに成長し、この原書が出版された二〇一四年には一年で六十億ドルを超えるビジネスと推定されています。

インドには商業的代理母を禁止する法規制がなく、一流の私立医療クリニックと高度な医療技術があり、費用もアメリカより安く、数百万円で済みました。最初の契約のときに代理母にはこどもに対する親権を放棄することが求められますが、依頼者は合法的に親になれます。インド人の多くが英語を話すことも外国人に好まれ大繁盛。しかし、代理出産はインドの貧しい女性の搾取と批判もされてきました。

居住国では代理母を見つけるのが困難なことが多いですが、インドには夫の年収の何十倍、何百倍もの代価を得るために子宮を貸したがっている貧しい女性たちも多くいます。

代理母は出産の代価だけでなく、毎月彼女の生活費としての「給料」ももらい、ベビーシャワーのようなお祝いでは依頼者からゴールドや現金のプレゼントもあります。代理母に一度なると家の購入も可能、子供の将来のために教育資金を貯金もできます。

本書にも登場しますが、不妊に悩む日本人夫婦もインドの代理母と切り離せません。特に外交問題、国際問題にまで発展し、世界中のマスコミから注目を集めたのが本書の第4章に詳しい「女児マンジの問題」です。

日本人夫婦は前もって二人が離婚した場合、夫が子供の面倒をみるという条項を入れて契約書を作り、夫の精子と匿名のドナーの卵子を使い代理母が妊娠。しかしこの夫婦は女児が生まれる一ヶ月前に離婚してしまいました。二〇〇八年七月二十五日に生まれたインド名をマンジと名づけられた女児はインドから出国できなくなってしまいました。インドの法律で女児は母親がだれもいないことになり（インドでは離婚して独身になった男性は親権を持てない）、インド国籍が取得できないため無国籍状態となってしまったのです。旅券も得られないため、父親が日本に連れて帰れない状況になり、この問題はインドの最高裁判所まで持ち込まれました。人権団体からは人身売買だと批判されました。最終的にはインド政府が人道的な判断から初めての特例で、女児に対し渡航許可書を発行し、無国籍状態のまま出国を認めてくれ、日本政府からも女児の入国が認められ、同年十一月二日に無事日本に入国しました。

二〇一四年八月にはタイでもオーストラリア人夫妻がタイの代理母に依頼して二〇一三年十二月に生まれた男女のふたごのうち、障害を持つ男児を引き取らず（妊娠七ヶ月のときに男児がダウン症だと医者と仲介業者に教えられ、中絶を勧められたが代理母は拒否したという）、女児だけを連れ帰り、タイに残された男の子を代理母が育てている問題が国際的に波紋を呼びました。

本書にもオーストラリア人夫婦の依頼者が出てきますが、彼らと代理母との関係は暖かいものです（マンジとは別の日本人夫婦はお金だけ多めに払って、あかちゃんのお祝いにもやってこない、生まれると代理母にこどもの性別を教えることも、一目でも顔を見させたり、抱かせたりすることも許さない。あかちゃんを日本に連れてかえるときだけやってきてそれきりで、代理母の気持ちも思いやれない人たちでした）。オーストラリアでも国内では商業的代理出産は違法となっています。利他的代理出産が認められていても代理母を見つけるのが困難ですから、不妊に悩む夫婦は海外に代理母を求めます。

アジアでインドが代理出産の中心でしたが、規制が厳しくなると、はっきりした法律も罰則もなかったタイに移っていきました。

オーストラリア人夫婦が代理母の生んだふたごのうち男児を引き取らなかった問題があってから、タイ政府は、バンコクの不妊治療クリニックを調べ、規制強化に乗り出しました。そしてタイ警察は一人の日本人男性が代理出産で産ませたとされる乳幼児九人を保護し、タイの代理出産についてさらに世界の関心が集まりました。タイ警察は彼が生ませた乳幼児が合計十五人いると明らかにし、その多さに、犯罪の可能性も疑がっていたようです。自分の遺伝子を持つ後継者を求めていたという資産家のこの男性は、タイの前にインドでも規制がゆるいころ、二人のこどもを得たということです。この男性は他のアジアの国々などを合わせて何人のこどもがいるのでしょうか。このようなトラブルが相次ぎ、タイ政府は二〇一五年に商業目的の代理出産を禁止しました。

インドでもマンジの問題だけでなく、依頼人が外国人の場合、居住国とインドでの法律が異なるためにさまざまな問題が起こっています。本書はそれらについても扱っています。あかちゃんは無事生まれても、代理出産を認めていない国の場合には帰国できなくなり、無国籍の難民になってしまう、そうなればインドの養護施設に送られるというリスクも背負っています。

二〇一三年からインド政府内務省は外国人に対する代理出産サービスに対し、メディカルビザ（医療査証）の取得を義務づけました。日本人であれば日本政府発行の書類が必要となり、それがないためメディカルビザが取れません。インドで代理出産を依頼できなくなったのです。公証証書は認められません。他の国々でも国が代理出産を認めていなければ必要書類を入手できず、このビザ取得は不可能です。それでも三ケ月の観光ビザでインドに入国してサービスを受ける依頼者が後を絶たなかったようです。

インドでもこの原書が出版されてから後に新たな展開がありました。ついにインド政府内務省は二〇一五年十一月三日に、代理出産を希望する外国人への代理出産医療査証発行を停止しました。代理出産で生まれたこどもの出国査証も外国人登録所（FRRO）で発行してはいけないと指示が出されました。この出国査証がないとインド出国は不可能です。外国人に対する代理母出産サービスの提供は一様に禁止されました。現在では、外国人は、インド国外に住む元インド人も含めて、インドの代理母を利用できなくなっています。

インド国内のインド人への代理出産サービスについても昨年、二〇一六年八月に商業的代理出産を禁止する法案が発表され、二〇一七年の六月以降の国会で可決が見込まれています。可決になれば十ケ月後に施行されます。この法案は、「結婚して五年たっても子供のいない、インドに居住する男女のインド人カップルだけが治療を受けることができる。あかちゃんを生むのに代理母が必要な場合は、利他的に代理母を引き受ける親族を見つける必要がある」というものです。同性愛者や同棲者、独身者、離婚者、夫や妻を亡くした人たち、父権的枠組みの外にいるその他の人たちには親になる権利が認められないものです。時代に逆行しているようにも思えます。この法案に生殖医療にたずさわる医者や代理母たちが反発しただけでなく、インドで多くの人から反対の声が上がりました。九月の現在まで可決に至っていませんが、いつどのような展開になるのか注目しているところです。

本書には今までになかった代理母になった女性たちの心情、彼女たちのよろこびや悲しみ、DNAのつながりはなくても、生まれたあかちゃんへの愛情、夫や自分のこどもとの関係、「代理母の家」での生活、依頼者たちとのかかわりが描かれています。

またインドで、こどもが生めない女性たちへの社会や家族からの圧力、生めないだけで全部を否定され無価値とみられることの辛さ、そうした中でのインド人の夫婦愛、代理母によって男の子でも女の子でもこどもを得たよろこび、あかちゃんを宝物のように愛しむ家族。インドの代理母や依頼人たちのよろこびや悲しみを自分のことのように感じています。

原書には巻末に医学用語などの語彙説明がついていましたがこれを割愛し、本書では理解のために平易なことばで訳注をつけました。

最後になりましたが、柘植書房新社より今までにインドの女性について四冊の本を出版してきましたが、その編集を担当していただきました松下孝一氏が二〇一六年五月に突然、永眠されました。謹んでお悔やみ申し上げます。

本書の出版にあたりまして、こころよく引き受けていただきました代表取締役の上浦英俊社長、取締役木下耕一路氏に感謝いたします。

二〇一七年九月七日

鳥居千代香

【訳者紹介】

鳥居千代香 (Prof. Dr. Chiyoka Torii)

インド国立インド工科大学（IIT）デリー校大学院博士課程一部修了．インド国立ジャワーハルラール・ネルー大学（JNU）より博士号（Ph.D.）取得．社会科学博士．社会学博士．社会学名誉博士．英文学修士．

JNU 専任講師を経て現在，帝京大学外国語学部教授．日本記者クラブ会員．

著書に『インド女性学入門』（新水社）．共著に『アジアの女性指導者たち』（筑摩書房）など多数．インド関係訳書に『ガンディーの言葉』（岩波書店），『インドの女性たちの肖像』『ダウリーと闘い続けて』『インド　姿を消す娘たちを探して』『インドの社会と名誉殺人』（共に，柘植書房新社），『デーヴダース』（出帆新社），『インドの女性問題とジェンダー』『マザー・テレサ』『インドの女たち』（共に，明石書店），『インド盗賊の女王―プーラン・デヴィの真実』（未来社），『焼かれる花嫁』『幼い未亡人』『インド　寺院の売春婦』（共に，三一書房），『インドのコールガール』（新宿書房）．イスラム関係訳書に『アミーナ』（彩流社），『女子割礼』（明石書店），『女性に天国はあるのか』『あるフェミニストの告白』（共に，未来社），『０度の女』『神はナイルに死す』『女子刑務所』『目撃者』（共に，三一書房），『イマームの転落』（草思社），『女ひとり世界を往く』『アラブの女』（共に，図書出版社）．アメリカ関係訳書に『ヒラリー・クリントン』（東洋書林），『女優ジョディ・フォスター』（未来社）．他に『世界の女性』（家政教育社），『ユーゴスラヴィア　民族浄化のためのレイプ』（柘植書房新社）などがある．

■著者　ギーター・アラヴァムダン（Gita Aravamudan）
　インドのカルナータカ州バンガロール生まれ．バンガロールに女子のために1948年，設立されたマウント・カーメル大学で政治学と英文学の学位を取得．女性記者の少ない時代にジャーナリストとして首都ニューデリーで全国紙『ヒンダスターン・タイムズ』の記者として仕事を始める，『インディア・トゥデイ』『サンデイ』『フィルムフェア』『フェミナ』『イラストレイティド・ウィクリー』などの雑誌にも広い領域に渡って記事を書いてきた．Disappearing Daughters（2007年）（『インド　姿を消す娘たちを探して』小社）は、2013年にインドで「2011〜2012年メディア賞特別審査委員賞」を受賞．「訳者あとがき」参照．

■訳者　鳥居　千代香（とりい　ちよか）

インドの代理母たち

2018年3月30日第１刷発行　定価2300円＋税

著　者　ギーター・アラヴァムダン
訳　者　鳥居　千代香
装　丁　株式会社オセロ
発　行　柘植《つげ》書房新社
〒113-0033　東京都文京区白山1-2-10　秋田ハウス102
TEL03（3818）9270　FAX03（3818）9274
http://www.tsugeshobo.com
郵便振替00160-4-113372
印刷製本　創栄図書印刷株式会社
乱丁・落丁はお取り替えいたします。　ISBN978-4-8068-0708-7　C0030